总主编◎张建斌

主　编◎王欣君

常见病针灸临床丛书

咽喉病

中国健康传媒集团

中国医药科技出版社

内容提要

本丛书选择针灸临床常见病症和有较好临床实践证据的病症，针对近现代针灸临床实践经验系统性总结，既为针灸工作者提供当代临床实践的诊治策略和实践指引，同时又提供以针灸为代表的非药物诊疗和护理指导。本书内容主要包括咽喉的解剖结构与生理功能、咽喉病的常见症状、咽喉病的中医辨证论治、针灸治疗咽喉病的临床经验、针灸治疗该病症的疗效特点、针灸治疗该病的机制研究、常见咽喉病的临床诊治、咽喉病的日常管理与护理。

本书适合针灸、中医临床医务人员、教育工作者及学生阅读使用，也可供中医爱好者参阅。

图书在版编目（CIP）数据

咽喉病 / 王欣君主编 . —北京：中国医药科技出版社，2023.2
（常见病针灸临床丛书）
ISBN 978-7-5214-3707-2

Ⅰ.①咽… Ⅱ.①王… Ⅲ.①耳鼻咽喉病 – 针灸疗法 Ⅳ.① R246.8

中国版本图书馆 CIP 数据核字（2022）第 248104 号

美术编辑 陈君杞

版式设计 南博文化

出版　**中国健康传媒集团**｜中国医药科技出版社
地址　北京市海淀区文慧园北路甲 22 号
邮编　100082
电话　发行：010-62227427　邮购：010-62236938
网址　www.cmstp.com
规格　710×1000mm $^1/_{16}$
印张　8
字数　138 千字
版次　2023 年 2 月第 1 版
印次　2023 年 2 月第 1 次印刷
印刷　三河市万龙印装有限公司
经销　全国各地新华书店
书号　ISBN 978-7-5214-3707-2
定价　**29.00 元**

获取新书信息、投稿、为图书纠错，请扫码联系我们。

《常见病针灸临床丛书》
编委会

张国栋	张音	罗家麒	赵舒梅	张聪
赵舒梅	徐静	刘科辰	覃美相	蔡慧倩
张熙	林欣颖	潘珊娜	林媛媛	周娟娟
李琳慧	章甜	刘慧	刘金鹏	金传阳
李浩	陆露	叶菁菁	薛亮	胡光勇
王应越	王亮	朱金亚	周翔	赵峥睿
熊先亭	毕琴	马罕怿	强晟	朱德淳
贡妍婷	裴梦莹	赵瑞瑞	李乔乔	谢韬
罗楚	叶儒琳	王耀帅	朱世鹏	张新昌
李明	王玉娟	武九龙	黄伟	陈霞
彭延辉	郭林曳	秦公顺	曾玉娇	詹明明
李梦雪	武娟	赵协慧		

编 委 会

主　编　王欣君
编　委　冒金锋　张双双

前言

新时代、新视野、新起点

针灸是源自中国古代的一门系统学科：利用特定的工具，在人体体表特定部位进行施术，从而产生一定的效应，以达到防病治病的目的，并在长期的临床实践中，形成了独特的理论体系和学术框架。

《黄帝内经》时代，针灸理论构建逐渐完善，包括九针形制、操作和应用，脏腑经络和五体身形，溪谷骨空和气府明堂，疾病虚实和针灸补泻等。256~260年间，皇甫谧编撰《针灸甲乙经》，从基础到临床，系统整理了针灸学知识、理论和临床应用，构建了针灸学科体系。此后，针灸学术一直在自己固有的轨道上发展和进步。直到清末民初，伴随着西学东渐的逐渐深入，在东西方文化碰撞下，针灸学术的发展轨迹已经呈现出多流并进、百花齐放的特点。尤其是20世纪70年代以来，针灸在世界各地广泛传播，针灸学术更是进入了一个多元化发展的新时代。

当代针灸医学蓬勃发展，其学术视野也越来越宽广，无论是基础理论，还是临床应用，都是古代针灸学术所无法比拟的。当今的针灸学术，主要有以下几个特征。

1.在世界各地广泛应用。针灸在南北朝时期就已经传到我国周边的朝鲜、日本等国家，近几个世纪间断性在欧洲也有零星传播，但是直到20世纪70年代初，才开始有了世界范围内的广泛传播。针灸的跨文化传播，在世界各地也出现了从学理到应用的不同理解和差异化变革。

2.工具先进，微创、无痛、数据化。针灸工具，古代有"九针"之说，当代不仅有"新九针"、揿针、杵针、浮针等新型针具，还有利用声电光磁等可量化物理参数的新型针灸器具，基于生物传感和人工智能的针灸器具也在孕育中。

3.技术进步，操作精细、精准化。针灸操作技术的应用和描述，相对于古代也有了长足的进步，相关针灸技术操作规范的国家标准也陆续发布。尤其是在操作目标的部位和结构层次上更加精细、精准；在操作流程上也更加合理、规范。

4.迎接临床新问题和新挑战。与古代主要关注临床证候不同，当代针灸临床实践中还面临着诸多新问题、新挑战。大量基于临床医学病症分类和认知的疾病，在古代医籍文献中没有直接描述和记载，需要当代临床从"针灸学"视角重新再认识，如高血压、高脂血症、糖尿病等；还有一些临床新问题，如围手术期诸症、抑郁症和焦虑症、免疫性疾病、戒断综合征等，需要在实践中探索。

5.临床疗效越来越清晰。自2005年有了第一份基于循证模式的针灸临床研究报告以来，尤其是近年来开展的针灸治疗便秘、压力性尿失禁、更年期综合征等临床多中心大样本研究，取得了较可靠的研究结果，在国内外产生了较大的影响。基于针灸临床特点的方法学研究也受到重视，并出现了专门团队和组织。

6.治疗机制和原理越来越清晰。尽管还不能完全从现代生命科学和生物医学的角度揭示针灸的作用机制，但是随着对经穴特异性、穴位敏化、穴位配伍的研究深入，针灸作用的神经-内分泌-免疫网络调节机制也逐渐清晰。

应该说，针灸医学的内涵，需要在一个新起点上重新理解、重新诠释。当代针灸临床适用性不断扩大、诊治病种范围越来越宽泛、操作技术也越来越精准、临床疗效观察和评估也越来越严格、部分现代原理和机制逐渐阐明。因此，基于当代临床实践的回顾、思考和展望，更加显得迫切和需要。《常见病针灸临床丛书》即是对这一时代需求的响应。

在当今的话语体系下，选择针灸临床的常见病、多发病，梳理借鉴古今医家经验，总结近现代临床实践和疗效规律，阐述针灸疗法必要的作用机制和原理，在针灸学术史上作一个短暂的思索，给未来一个更加广阔的发展空间，即是写作本套丛书的初心。

张建斌

2022年6月

目录

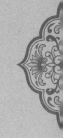

　　咽喉是咽与喉的合称，二者位置邻近，形态功能各异。早在《黄帝内经》中，已将咽与喉区分，分别对其解剖结构及功能进行论述。《灵枢·肠胃》曰："咽门重十两，广一寸半，至胃长一尺六寸。"《灵枢·忧恚无言》介绍咽喉各部生理功能，"咽喉者，水谷之道也。喉咙者，气之所以上下者也。会厌者，音声之户也。口唇者，音声之扇也。舌者，音声之机也。悬雍垂者，音声之关也。颃颡者，分气之所泄也。横骨者，神气所使，主发舌者也。"《素问·太阴阳明论》曰："喉主天气，咽主地气。"其后，《难经》在咽喉的重量、长度方面有了进一步的论述，《难经·四十二难》："咽门重十两，广二寸半，至胃长一尺六寸。喉咙重十二两，广二寸，长一尺二寸，九节。"可见，早在《内》《难》时期，医家已经认识到咽和喉在解剖形态及功能上的不同。

　　宋代《太平圣惠方》卷第三十五《咽喉论》则有更为完整的论述，"夫咽喉者，生于肺胃之气也。咽者嚥也，空可咽物，又谓之嗌，主通利水谷，胃气之道路，故为胃之系。咽重十两，广二寸半，至胃长一尺六寸也。喉咙者，空虚也，言其中空虚，可以通于气息，呼吸出入，主肺气之流通，故为肺之系。喉咙重十二两，广二寸，长一尺二寸，有九节。故知咽门与喉咙并行，其实两异也。"但因早期医籍记载的解剖结构及病症比较简单，不够准确，且在应用时有相混之处，以致后世医家论及咽喉解剖结构及病症时出现混乱局面：有咽喉混称者，有论咽概喉者，有论喉概咽者等，还有的医家在论述生理时虽将二者加以区别，但在临证应用方面仍是混称。

　　本书所论咽、喉的结构与功能，系古今参照，以现代解剖学为框架，梳理古籍中相关论述所得。

第一节 咽的解剖结构与生理功能

一、咽的解剖结构

咽是呼吸道和消化管上端的共同通道，上宽下窄，前后扁平略呈漏斗形。上起自颅底，下至环状软骨下缘平面（约平第6颈椎），成人全长约12cm。前面与鼻腔、口腔和喉腔相通，后壁与椎前筋膜相邻，两侧与颈部大血管和神经毗邻。

（一）咽的分部

咽以软腭平面、会厌上缘平面为界，自上而下分为鼻咽、口咽和喉咽3部分（图1-1-1）。中医将此3部分分别称颃颡、咽门、嗌。

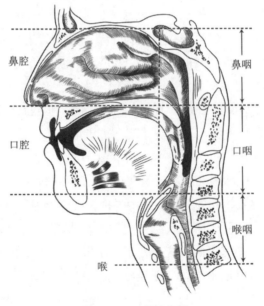

鼻腔

口腔

喉

鼻咽

口咽

喉咽

图1-1-1 咽的分部

1.鼻咽

鼻咽又称上咽，位于颅底与软腭平面之间。前方正中为鼻中隔后缘，两侧为后鼻孔，与鼻腔相通。顶壁为蝶骨体及枕骨基底部，后壁平对第1、2颈椎，顶壁与后壁之间无明显角度，呈穹窿状，常合称为顶后壁。顶后壁黏膜下有丰富的淋巴组织聚集，呈橘瓣状，称腺样体，又称咽扁桃体。左右两侧有咽鼓管咽口、咽鼓管扁桃体、咽鼓管圆枕及咽隐窝。咽鼓管咽口位于下鼻甲后端后方1.0~1.5cm处，略呈三角形或喇叭形；咽口周围有散在的淋巴组织，称咽鼓管扁桃体；咽口上方隆起部分称咽鼓管圆枕；咽鼓管圆枕后上方与咽后壁之间的凹陷区，称咽隐窝，其上方紧邻颅底破裂孔。当吞咽或说话时，软腭上提，与咽后壁接触，关闭鼻咽峡，将鼻咽与口咽暂时隔开。

2. 口咽

口咽又称中咽，是口腔向后方的延续部，位于软腭与会厌上缘平面之间，通常所谓咽部即指此区。后壁平对第2、3颈椎体，黏膜下有散在的淋巴滤泡。前方经咽峡与口腔相通。所谓咽峡，系由上方的悬雍垂和软腭游离缘、下方舌背、两侧腭舌弓和腭咽弓共同构成的一个环形狭窄部分。侧壁由软腭向下分出两腭弓，居前者称腭舌弓，又名前腭弓，居后者称腭咽弓，又名后腭弓，两弓之间为扁桃体窝，腭扁桃体即位于其中。在两侧腭咽弓的后方有纵行条索状淋巴组织，称咽侧索。

口腔顶盖称腭。前2/3为硬腭，由上颌骨腭突和腭骨组成；后1/3为软腭，由腭帆张肌、腭帆提肌、腭舌肌、腭咽肌、腭垂肌等肌肉组成。口腔下方为舌和口底部。舌由肌群组成。舌背表面粗糙，覆盖复层扁平上皮，与舌肌紧密相连。后端有盲孔，为胚胎甲状舌管咽端的遗迹。舌的后1/3称舌根，上面有淋巴组织团块，称舌扁桃体。舌下面的黏膜结缔组织突出于中央，向下移行于口底，称舌系带，其两侧有颌下腺开口处。

3. 喉咽

喉咽又称下咽，位于会厌上缘平面与环状软骨下缘平面之间，向下连接食管。后壁平对第3~6颈椎；前面自上而下有会厌、杓状会厌襞和杓状软骨所围成的入口称喉口，与喉腔相通。在舌根与会厌之间有一正中矢状位的黏膜皱襞为舌会厌正中襞，左右各有两个浅凹陷称会厌谷，常为异物停留之处。会厌谷的外侧是舌会厌外侧襞，它从舌根后部连至会厌外侧。在喉口两侧各有两个较深的隐窝名为梨状隐窝，喉上神经内支经此窝入喉并分布于其黏膜之下。两侧梨状隐窝之间环状软骨板后方的间隙称环后隙，其下方即为食管入口，此处有环咽肌环绕。

（二）咽的淋巴组织

咽黏膜下淋巴组织丰富，较大淋巴组织团块呈环状排列，称为咽淋巴环，主要由咽扁桃体、咽鼓管扁桃体、腭扁桃体、咽侧索、咽后壁淋巴滤泡及舌扁桃体构成内环。内环淋巴流向颈部淋巴，后者又互相交通，自成一环，称外环，主要由咽后淋巴结、下颌下淋巴结、颏下淋巴结等组成（图1-1-2）。咽部淋巴均流入颈深淋巴结。鼻咽部淋巴先汇入咽后淋巴结，再进入颈上深淋巴结；口咽部淋巴主要汇入下颌下淋巴结；喉咽部淋巴管穿过甲状舌骨膜，继汇入颈内静脉附近的淋巴结（中群）。

扁桃体中含有多种吞噬细胞的生发中心，是咽部最重要的免疫器官。出生时扁桃体尚无生发中心，随着年龄增长，免疫功能逐渐活跃，特别是3~5岁时，因接触外界过敏原的机会较多，扁桃体显著增大，此时的扁桃体肥大应视为正常生理现象。青春期后，扁桃体的免疫活动趋于减退，扁桃体组织本身也逐渐缩小。

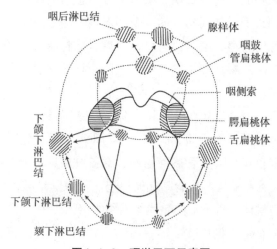

图1-1-2 咽淋巴环示意图

1.咽扁桃体

又称腺样体，位于鼻咽顶壁与后壁交界处，形似半个剥皮橘子，表面不平，有5~6条纵行沟隙，居中的沟隙最深，形成中央隐窝，在其下端有时可见胚胎期残余的凹陷，称咽囊。腺样体出生后即存在，6~7岁时最显著，一般10岁以后逐渐退化萎缩。

2.腭扁桃体

习称扁桃体，位于口咽两侧腭舌弓与腭咽弓围成的三角形扁桃体窝内，为咽淋巴组织中最大者。6~7岁时淋巴组织增生，腭扁桃体可呈生理性肥大，中年以后逐渐萎缩。

腭扁桃体的结构：腭扁桃体是一对呈扁卵圆形的淋巴上皮器官，可分为内侧面（游离面）、外侧面（深面）、上极和下极。除内侧面外，其余部分均由结缔组织所形成的被膜包裹。外侧与咽腱膜和咽上缩肌相邻，咽腱膜与被膜间有疏松结缔组织，形成一潜在间隙，称为扁桃体周间隙。腭扁桃体内侧面朝向咽腔，表面有鳞状上皮黏膜覆盖，其黏膜上皮向扁桃体实质陷入形成6~20个深浅不一的盲管称为扁桃体隐窝。腭扁桃体上、下极均有黏膜皱襞连接，上端称半月襞，位于腭舌弓与腭咽弓相交处；下端称三角襞，由腭舌弓向下延伸包绕腭扁桃体前下部。

（1）腭扁桃体的淋巴组织：腭扁桃体由淋巴组织构成，内含许多结缔组织网和淋巴滤泡间组织。腭扁桃体包膜的结缔组织伸入扁桃体组织内，形成小梁（支架），在小梁之间有许多淋巴滤泡，滤泡中有生发中心。淋巴滤泡间组织为发育期的淋巴细胞。

（2）腭扁桃体的血管：腭扁桃体的血液供应十分丰富，动脉有5支，均来自颈外动脉的分支。腭扁桃体静脉血先流入扁桃体包膜外的扁桃体周围静脉丛，经咽静脉丛及舌静脉汇入颈内静脉。

（3）腭扁桃体的神经：腭扁桃体由咽丛、三叉神经第2支（上颌神经）以及舌咽神经的分支所支配。

3.舌扁桃体

位于舌根部，呈颗粒状，大小因人而异，含有丰富的黏液腺，有短而细的隐窝，隐窝及周围的淋巴组织形成淋巴滤泡，构成舌扁桃体。

4.咽鼓管扁桃体

为咽鼓管咽口后缘的淋巴组织，炎症时可阻塞咽鼓管口而致听力减退或中耳感染。

5.咽侧索

为咽部两侧壁的淋巴组织，位于腭咽弓后方，呈垂直带状，由口咽部上延至鼻咽，与咽隐窝淋巴组织相连。

（三）咽的血管及神经

1.动脉

咽部的血液供应来自颈外动脉的分支，有咽升动脉、甲状腺上动脉、腭升动脉、腭降动脉、舌背动脉等。

2.静脉

咽部的静脉血经咽静脉丛与翼丛，流经面静脉，汇入颈内静脉。

3.神经

咽部神经主要有舌咽神经、迷走神经和交感神经干的颈上神经节所构成的咽神经丛，司咽的感觉与有关肌肉的运动。腭帆张肌则受三叉神经第3支即下颌神经支配。鼻咽上部黏膜有三叉神经的第2支（上颌神经）分布。

二、咽的生理功能

咽为呼吸道与消化管的共同通道，具有下列生理功能。

1.呼吸功能

咽不仅是呼吸时气体出入的通道，而且咽黏膜内或黏膜下含有丰富的腺体，对吸入的空气有调节温度、湿度及清洁的作用。

2.言语形成

咽腔为共鸣腔之一，发声时，咽腔和口腔可改变形状，产生共鸣，使声音清晰、和谐悦耳，并由软腭、口、舌、唇、齿等协同作用，构成各种言语。正常的咽部结构与发声时咽部形态大小的相应变化，对言语形成和清晰度都有重要作用。

3.吞咽功能

吞咽动作是一种由多组咽肌参与的反射性协同运动。咽与舌、会厌、喉配合共同完成吞咽饮食的动作。如《普济方》卷六十《咽喉门》曰："咽者，胃之系……咽以咽物。"又曰："咽者，舌本之根，因物之至，推而纳之以通胃。所司者，纳而不出。"咽上连于口，下接食管，饮食物入口，经口腔咀嚼搅拌后送入咽部，进入吞咽的反射活动阶段，表现为软腭上举，关闭鼻咽，咽缩肌收缩，压迫食物团向下移动。根据食物进入途径，吞咽可分为3期：即口腔期、咽腔期、食管期。吞咽动作一经触发即不能中止。吞咽中枢位于延髓的网状结构内，迷走神经核附近。其传入神经包括来自软腭、咽后壁、会厌和食管等处的脑神经传入纤维。

4.防御保护功能

咽的防御保护功能包含免疫功能和咽反射。咽位于口鼻之后，是外邪自口鼻入侵机体必经之路，咽部可抵御外邪自口咽入侵脏腑。其免疫功能主要由扁桃体完成。扁桃体的生发中心含有各种吞噬细胞，同时可以制造具有天然免疫力的细胞和抗体，如T细胞、B细胞、吞噬细胞及免疫球蛋白等，它们对从血液、淋巴或其他组织侵入机体的有害物质具有积极的防御作用。扁桃体在中医被称为咽核，位于咽腔之中，通连肺胃。咽核犹如两位将军扼守关隘要地，得气血、卫阳之不断充养而有抵御外邪自口咽入侵机体之能，并可杀灭一些邪毒，从而有效地保护身体健康。而咽核抵御邪毒的能力有一定的限度，且与整体正气盛衰、抗邪能力之强弱密切相关。

咽反射是人体的一种自我保护方式。一方面，协调的吞咽反射，可封闭鼻咽和喉咽，在吞咽或呕吐时，避免食物吸入气管或反流鼻腔；另一方面，当异物接触咽部时会发生恶心呕吐，有利于异物的排出。来自鼻腔、鼻窦、下呼吸道的正常或病理性分泌物，均可借助咽的反射作用而吐出，或咽下由胃酸消灭。

5. 调节中耳气压

咽鼓管咽口的开放，与咽肌的运动，尤其是吞咽运动密切相关。吞咽动作不断进行，咽鼓管不断随之开放，使中耳内气压与外界大气压得以平衡，这是保持正常听力的重要条件之一。

第二节 喉的解剖结构和生理功能

一、喉的解剖结构

喉是呼吸道的重要通道，下呼吸道的门户，上通喉咽，下连气管。喉位于颈前正中，舌骨之下，上端是会厌上缘，下端为环状软骨下缘。成人喉的位置相当于第3~5颈椎平面，女性及儿童喉的位置较男性稍高。喉由软骨、肌肉、韧带、纤维结缔组织和黏膜等构成。喉的前方为皮肤、皮下组织、颈部筋膜及带状肌，两侧有甲状腺上部、胸锁乳突肌及其深面的重要血管、神经，后方是喉咽及颈椎（图1-2-1）。

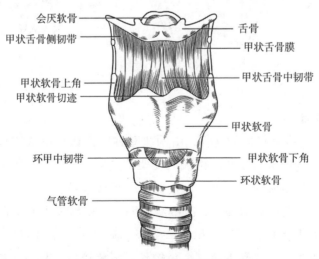

图1-2-1 喉的前面观

古今文献中所记载的喉的含义并非与现代解剖学中所说的喉相同。喉上通咽嗌，下连气管，直贯入肺，为肺系所属，主要由喉门、声户构成。喉门上与咽嗌相通，下与声户相连，又被称为喉入口。喉门之前上有会厌遮挡，会厌是位于喉门入口处的软骨组织，有遮盖喉门、避免饮食误入喉与气管之用。《医碥》卷一《脏腑说》曰："盖喉窍有一会厌覆之，如皮如膜发声则开，咽食则闭。故水谷下咽，了不犯喉。"声户，上接喉门，下连气管，是喉司发声的主要部位，主由声带与室带构成。发声时，声带向中线靠拢，使声门闭合，气流冲击使声带振动而成声。室带，亦称假声带，位于声带上方，并与声带平行，呈淡红色。声户下方与气管相连之处，称为声门下区，喉由此与气道相接并直贯入肺。

（一）喉软骨

软骨构成喉的支架。单块软骨为甲状软骨、环状软骨和会厌软骨；成对的软骨为杓状软骨、小角软骨和楔状软骨，共计9块。小角软骨和楔状软骨很小，临床意义不大（图1-2-2）。

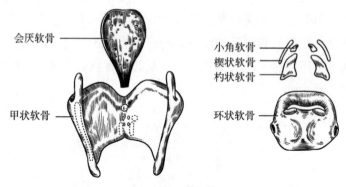

会厌软骨　　甲状软骨　　小角软骨　楔状软骨　杓状软骨　　环状软骨

图1-2-2　喉软骨

1.甲状软骨

甲状软骨是喉部最大的软骨，由两块对称的四边形甲状软骨板在前方正中融合而成，和环状软骨共同构成喉支架的主要部分。男性甲状软骨前缘的角度较小，为直角或锐角，上端向前突出，形成喉结，是成年男性的特征之一。女性的这一角度近似钝角，故喉结不明显。甲状软骨上缘正中为一"V"形凹陷，称为甲状软骨切迹。甲状软骨板的后缘上、下各有一个角状突起，分别称为甲状软骨上角和下角。上角较长，下角较短。两侧下角的内侧面分别与环状软骨的后外侧面形成环甲关节（图1-2-3）。

2.环状软骨

环状软骨位于甲状软骨之下，第1气管环之上，形状如环。环状软骨的前部较窄，为环状软骨弓；后部较宽，为环状软骨板。该软骨是喉气管中唯一完整的环形软骨，对保持喉气管的通畅至关重要。如果外伤或疾病引起环状软骨缺损，常可引起喉及气管狭窄。

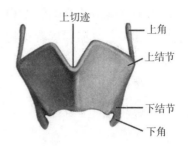

图1-2-3 甲状软骨

3.会厌软骨

会厌软骨通常呈叶片状，稍卷曲，较硬，其上有一些小孔，有小的血管和神经通过，并使会厌喉面和会厌前间隙相通。该软骨下部较细，称为会厌软骨茎。会厌软骨位于喉的上部，其表面覆盖黏膜，构成会厌。吞咽时会厌盖住喉入口，防止食物进入喉腔。会厌可分为舌面和喉面，舌面组织疏松，感染时容易出现肿胀。会厌舌面正中的黏膜和舌根之间形成舌会厌皱襞，其两侧为舌会厌谷。小儿会厌呈卷曲状。

4.杓状软骨

杓状软骨位于环状软骨板上外缘，左右各一，形似三角形锥体，其底部和环状软骨之间形成环杓关节，该关节的运动方式为杓状软骨沿环状软骨板上外缘滑动和旋转，带动声带内收或外展。杓状软骨底部前端突起为声带突，有甲杓肌和声韧带附着；底部外侧突起为肌突，环杓后肌附着其后面，环杓侧肌附着其前外侧。

5.小角软骨

小角软骨左右各一，位于杓状软骨的顶部，杓状会厌襞之中。

6.楔状软骨

楔状软骨左右各一，形似小棒。在小角软骨的前外侧，杓状会厌襞的黏膜之下，形成杓状会厌襞上白色隆起，称之为楔状结节。

（二）喉肌

喉肌分为喉外肌和喉内肌。喉外肌位于喉的外部，是喉同周围结构相连并使喉上、下运动及固定的肌肉。喉内肌位于喉的内部（环甲肌例外），是与声带运动有关的肌肉。

1.喉外肌

按其功能分为升喉肌群和降喉肌群，前者有甲状舌骨肌、下颌舌骨肌、二腹肌、茎突舌骨肌；后者有胸骨甲状肌、胸骨舌骨肌、肩胛舌骨肌、咽中缩肌及咽下缩肌。

2.喉内肌

按其功能可分为5组（图1-2-4）。

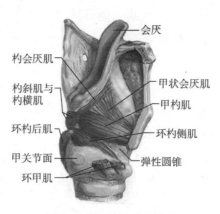

图1-2-4 喉的斜剖面观

（1）声带外展肌：为环杓后肌，起自环状软骨板背面的浅凹，止于杓状软骨肌突的后面。该肌收缩时使杓状软骨向外、稍向上，使声带外展，声门变大。

（2）声带内收肌：为环杓侧肌和杓肌，杓肌又由横行和斜行的肌纤维组成（也称为杓横肌和杓斜肌）。环杓侧肌起于同侧环状软骨弓上缘，止于杓状软骨肌突的前外侧。杓肌附着在两侧杓状软骨上。环杓侧肌和杓肌收缩使声带内收，声门闭合。

（3）声带紧张肌：为环甲肌，该肌起自于环状软骨弓前外侧，止于甲状软骨下缘，收缩时以环甲关节为支点，甲状软骨下缘和环状软骨弓之间距离缩短，使甲状软骨前缘和杓状软骨之间的距离增加，将声韧带拉紧，使声带紧张度增加。

（4）声带松弛肌：为甲杓肌，该肌起于甲状软骨内侧面中央的前联合，其内侧部止于杓状软骨声带突，外侧部止于杓状软骨肌突。收缩时使声带松弛，同时兼有声带内收、关闭声门的功能。

（5）使会厌活动的肌肉：为杓会厌肌和甲状会厌肌。杓会厌肌收缩将会厌拉向后下方使喉入口关闭，甲状会厌肌收缩将会厌拉向前上方使喉入口开放。

（三）喉腔

喉腔上界为喉入口，它由会厌游离缘、两侧杓状会厌襞和杓区以及杓间区构成；其下界是环状软骨下缘。喉腔侧壁上有两对软组织隆起，上一对名为室带，又称假声带，下一对名为声带，两侧声带之间称为声门裂。室带与声带之间的间隙名为喉室。

声带的组织学结构如下：声带内侧游离缘附近的黏膜为复层鳞状上皮，其外侧为假复层柱状纤毛上皮。黏膜下的固有层可分为3层：浅层为任克间隙，是一薄而疏松的纤维组织层（又称Reinke间隙），过度发声或喉炎时易在该处造成局限性水肿，形成声带息肉；中层为弹力纤维层；深层为致密的胶原纤维层。固有层下为肌层（即甲杓肌的内侧部）。上皮层和浅固有层构成声带的被覆层，中固有层和深固有层构成声韧带。声韧带和其下的肌层为声带的体部。

以声带为界可将喉腔分为声门上区、声门区和声门下区。

声门上区：声带以上的喉腔称为声门上区，上通喉咽；

声门区：两侧声带之间的区域称为声门区；

声门下区：声带以下喉腔称为声门下区，下连气管（图1-2-5）。

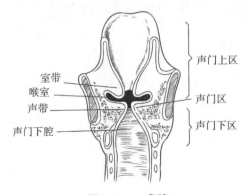

室带
喉室
声带
声门下腔

声门上区
声门区
声门下区

图1-2-5 喉腔

近年来声门旁间隙逐渐被重视，该间隙的界限是：前外界是甲状软骨，内下界是弹性圆锥，后界为梨状窝黏膜。原发于喉室的癌肿，易向外侧的声门旁间隙扩散。

（四）喉部血管

1. 动脉

（1）甲状腺上动脉的喉上动脉和环甲动脉喉上动脉和喉上神经内支及喉上

静脉伴行穿过甲状舌骨膜进入喉内，环甲动脉穿过环甲膜进入喉内。喉上部的供血主要来自喉上动脉，环甲膜周围的供血主要来自环甲动脉。

（2）甲状腺下动脉的分支喉下动脉与喉返神经伴行在环甲关节的后方进入喉内，喉下部的供血主要来自喉下动脉。

2. 静脉

喉的静脉和各同名动脉伴行，分别汇入甲状腺上、中、下静脉，最终汇入颈内静脉。

（五）喉部神经

喉部神经为喉上神经和喉返神经，两者均为迷走神经分支。

喉上神经是迷走神经在结状神经节发出的分支，下行约2cm到达舌骨大角平面处分为内、外两支。内支和喉上动、静脉伴行穿过甲状舌骨膜，分布于声门上区黏膜，司该处黏膜的感觉。外支支配环甲肌的运动。

喉返神经是喉的主要运动神经。迷走神经进入胸腔后在胸腔上部分出喉返神经。左侧喉返神经绕主动脉弓，右侧绕锁骨下动脉，继而上行，走行于甲状腺深面的气管食管沟内，在环甲关节后方入喉，支配除环甲肌以外的喉内各肌的运动。但亦有一些感觉支司声门下区黏膜的感觉。

二、喉的生理功能

喉的生理功能主要有4个方面，现分述如下。

1. 呼吸功能

喉是呼吸通道的重要组成部分。喉上通于咽，下连于气管，是呼吸之气必过之处，正如《灵枢·忧恚无言》曰："喉咙者，气之所以上下者也。"《重楼玉钥·喉科总论》亦曰："喉者空虚，主气息出入呼吸，为肺之系，乃肺气之通道也。"吸入之气经鼻咽而到达于喉，喉门之会厌上举而开，声户向两侧张开，使喉道通畅，吸入之清气由此而进入于肺，肺中浊气亦由此而出于咽鼻，从而保持呼吸的正常进行。

喉的声门裂是呼吸通道最狭窄处，正常情况下中枢神经系统通过喉神经控制声带运动，调节声门裂的大小。当人们运动时声带外展，声门裂变大，以便吸入更多的空气。反之，安静时声门裂变小，吸入的空气减少。

2. 发声功能

喉是发声器官，人发声的主要部位是声带。《医宗金鉴·四诊心法要诀》

曰："凡发声必由喉出，故为声音之路也。"但喉如何发出各种声音的机制尚未明确，目前多数学者认为：发声时中枢神经系统通过喉神经使声带内收，再通过从肺呼出气体使声带振动，经咽、口、鼻的共鸣，舌、软腭、齿、颊、唇的运动，从而发出各种不同声音和言语。

3.保护下呼吸道功能

喉对下呼吸道有保护作用。吞咽时，喉被上提，会厌向后下盖住喉入口，形成保护下呼吸道的第一道防线；两侧室带内收向中线靠拢，形成第二道防线；声带也内收、声门闭合，形成第三道防线。在进食时，这三道防线同时关闭，食管口开放，食物经梨状隐窝进入食管。偶有食物或分泌物进入喉腔或下呼吸道，则会引起剧烈的反射性咳嗽，将其咳出。

4.屏气功能

当机体在完成某些生理功能时，例如咳嗽、排便、分娩、举重物等，需增加胸腔和腹腔内的压力，此时声带内收、声门紧闭，这就是通常所说的屏气。屏气多随吸气之后，此时呼吸暂停，胸腔固定，膈肌下移，胸廓肌肉和腹肌收缩。

第二章
咽喉病的常见症状

第一节　咽部疾病的常见症状

咽部症状主要由咽部疾病所引起，也可由其邻近器官的疾病而引发，或是全身性疾病的局部表现。主要有咽痛、咽异常感、吞咽困难、声音异常及饮食反流等。

一、咽痛

咽痛是咽部疾病中最常见的症状之一，或为咽部疾病所致，或因咽部邻近器官疾病引起，也可以是全身疾病的伴随症状。常表现为刺痛、钝痛、烧灼痛、隐痛、胀痛、跳痛等。咽痛程度视疾病的性质、轻重和患者对疼痛的敏感度而异。临床上可见自发性咽痛和继发性咽痛，前者在咽部无任何动作的平静状态时出现，常局限于咽部某一部位，多由咽部疾病所引起；后者由咽部各种活动如吞咽、进食或压舌板等器械的刺激所引起。咽部感染、创伤、溃疡、异物、恶性肿瘤、茎突过长以及某些全身性病变（白血病）等均有不同程度的咽痛，但剧烈疼痛多见于急性炎症、咽旁间隙感染和喉咽癌晚期，疼痛可放射至耳部。

二、咽异常感

患者咽部有异物、堵塞、贴附、瘙痒、干燥等异常感觉，常因此而用力"吭""喀"或频频吞咽以期清除。在空咽唾液时有明显异物感，吞咽食物时反而不明显。中医学称之为"梅核气"。导致咽异常感的常见原因有：

1.咽部及其周围组织的器质性病变

如慢性炎症、咽角化症、扁桃体肥大、悬雍垂过长、咽部肿瘤、反流性食管炎等。

2.功能性因素

常为神经症的一种表现，此种感觉可以间歇性或持续性存在，多与恐癌、焦虑等精神因素有关，亦可因内分泌功能紊乱引起。

三、吞咽困难

吞咽困难是指患者难以吞咽饮食的一种症状，其程度视疾病的性质和轻重而异。轻者仅吞咽不畅，常需用汤水才能咽下；重者则滴水难进，口涎外流。引起吞咽困难的原因大致分为3类。

1.功能障碍

凡导致咽痛的疾病，一般都伴有不同程度的吞咽困难，咽痛愈烈，吞咽困难愈严重。

2.梗阻性

咽部或食管狭窄、肿瘤或异物，妨碍食物下行，尤以固体食物难以咽下，流质饮食尚能通过。

3.瘫痪性

因中枢性病变或周围性神经炎所致咽肌瘫痪，引起吞咽困难，进液体时更为明显。

四、声音异常

咽腔是发声的共鸣腔，腭与舌是协助发声的重要器官，咽部结构与功能的正常与否，与声音的清晰度和音质、音色密切相关。如有缺陷和疾病时，所发声音含糊不清（言语清晰度极差），或音质特色和原来不一样（音色改变），或是在睡眠状态下发出不应的声响（打鼾），统称为声音异常。

1.口齿不清与音色改变

唇、齿、舌、腭有缺陷时，对某些语音发声困难或不能，导致口齿不清，腭裂、软腭瘫痪等患者，发声时不能闭合鼻咽出现开放性鼻音；腺样体肥大、后鼻孔息肉、肥厚性鼻炎、鼻咽部肿瘤等病因使共鸣腔阻塞时出现闭塞性鼻音。

咽腔内有占位性病变（脓肿或肿瘤），发声缺乏共鸣，说话时如口内含物，吐字不清，幼儿哭声犹如鸭鸣。

2.打鼾

睡眠时软腭、悬雍垂、舌根等处软组织随呼吸气流颤动而产生节律性声音。

五、饮食反流

饮食反流是指饮食不能顺利通过咽部进入食管而反流到口腔、鼻咽和鼻腔，也称之为腭咽反流。此症状常伴随吞咽困难，常见于咽肌瘫痪、咽后脓肿、扁桃体周脓肿、食管病变、喉咽部肿瘤及腭裂畸形等。

第二节　喉部疾病的常见症状

一、声音嘶哑

声音嘶哑，简称声嘶，这是喉部疾病最常见的症状，表示病变已影响到声带。声嘶的程度可轻可重，轻者为声音稍变粗，音调变低，重者明显声音嘶哑，严重者可以完全失声。声嘶的常见原因如下：

1.支配声带运动神经受损

（1）喉返神经受损：这种情况最为常见，如颈部外伤、甲状腺手术、甲状腺恶性肿瘤、颈段食管恶性肿瘤、纵隔肿瘤等均可引起该神经损伤。

（2）迷走神经受损：喉返神经是迷走神经的分支，当迷走神经在发出喉返神经这一分支前受损，也会同时损伤其内的喉返神经束，如颈部外伤、迷走神经鞘膜瘤、鼻咽癌扩展到咽旁间隙侵犯迷走神经等。

（3）喉上神经受损：在临床上相对少见，偶有外伤等原因引起该神经受损，使声带张力减弱，引起音调变低。

2.喉部本身的病变

（1）喉先天性畸形，如先天性喉蹼、声带发育不良（声带沟）等。

（2）喉炎症性疾病（包括非特异性炎症和特异性炎症），如急性喉炎、慢性喉炎、喉结核、喉白喉、喉梅毒等。

（3）声带息肉、小结、囊肿。

（4）喉良性肿瘤，如乳头状瘤、纤维瘤、血管瘤等。

（5）喉恶性肿瘤，如喉癌。

（6）喉外伤，如喉的软骨及软组织损伤、环杓关节脱位等。

（7）喉代谢性疾病，如喉淀粉样变。

3.癔症性声嘶

4.其他

由于激素水平的变化导致在变声期、女性月经期及老年阶段出现不同程度的声嘶。

二、吸气性呼吸困难

呼吸过程可分为吸气相及呼气相。吸气发生困难，称之为吸气性呼吸困难。其主要表现为吸气运动加强，吸气时间延长，由于吸气时空气不易进入肺内，此时胸腔内负压增加，出现胸廓周围软组织凹陷，如胸骨上窝、锁骨上窝、肋间隙出现凹陷，临床上称之为"三凹征"。吸气性呼吸困难常见于喉部发生阻塞性病变者。

呼气发生困难者，称之为呼气性呼吸困难。主要表现为呼气运动加强，呼气时间延长，呼气费力，患者常采用端坐位，头前倾，以减轻呼气性呼吸困难的程度。呼气性呼吸困难常见于支气管哮喘患者。

此外，还有吸气和呼气均发生困难者，称之混合性呼吸困难。常见于引起肺呼吸面积缩小的疾病，如肺炎、胸腔积液等。

引起吸气性呼吸困难常见的喉部疾病有以下几类：

1.喉的先天性疾病

（1）先天性喉蹼。

（2）先天性喉软骨畸形。

（3）先天性喉喘鸣。

2.喉的炎症性疾病

（1）急性会厌炎。

（2）小儿急性喉炎。

（3）急性喉、气管、支气管炎。

（4）喉白喉、喉结核。

3.喉肿瘤

（1）喉良性肿瘤：喉部乳头状瘤、纤维瘤、血管瘤等。

（2）喉恶性肿瘤：喉癌等。

4.喉的其他疾病

（1）喉水肿。

（2）喉异物。

（3）喉痉挛。

（4）声带巨大息肉。

（5）喉外伤。

（6）双侧喉返神经麻痹。

三、喉喘鸣

喉喘鸣是由于喉或气管发生阻塞，患者用力吸气，气流通过喉或气管狭窄处发出的特殊声音。

在临床上听到患者有吸气性喉喘鸣声，提示该患者有喉阻塞。常见引起喉喘鸣的疾病有：

1.先天性喉喘鸣、先天性喉蹼。

2.急性喉炎或急性喉、气管、支气管炎。

3.喉痉挛。

4.外伤性喉狭窄。

5.双侧声带麻痹。

6.喉水肿。

7.喉良性肿瘤，如喉乳头状瘤。

8.喉恶性肿瘤，如喉癌晚期。

四、喉痛

喉部的疾病可引起喉痛，其程度可轻可重，常见引起喉痛的疾病有：

1.喉的急性炎症，如急性会厌炎、喉软骨膜炎（常继发于外伤及放疗之后）。

2.喉的关节病变，如环杓关节炎。

3.喉的外伤或喉异物。

4.喉部恶性肿瘤晚期。

五、咯血

喉及喉以下的呼吸道发生出血，经口腔咯出，称之为咯血。咯血量多少不一，少者仅为痰中带血，多者可大口咯出鲜血。咯血前常有喉痒、咳嗽等不适，临床上应注意和呕血相鉴别（表2-2-1）。

表2-2-1 咯血和呕血的鉴别要点

	咯血	呕血
症状与病史特点	常有呼吸系统病史，咯血前有咳嗽、咳痰、发热、胸痛、喉痒及喉痛史	常有消化系统病史，呕血前有胃痛、恶心、腹胀等病史
排出的血液特点	血随咳嗽咯出，咯血后痰中带血	血系呕出，常混有食物残渣，呕血后无痰中带血
排出的血液性状	呈鲜红色，常含痰及气泡	呈暗红或咖啡色

常见咯血的喉部疾病有：

1.喉癌。

2.喉结核。

3.喉血管瘤。

4.喉外伤或异物。

喉部疾病引起咯血还需要和引起咯血的下呼吸道疾病如支气管扩张、肺癌、肺结核等疾病相鉴别。

六、吞咽困难

吞咽困难的原因有二：第一，喉痛时吞咽明显加重，使患者不敢吞咽；第二，喉保护下呼吸道的功能发生障碍，进食时发生呛咳。

引起吞咽困难的喉部疾病有：

1.急性会厌炎

急性会厌炎可引起喉部剧痛，吞咽时疼痛加重，使得患者不敢吞咽。

2.喉软骨膜炎和喉脓肿

这种情况常继发于喉外伤或放疗之后，患者因喉痛引起吞咽困难。

3.喉疱疹

当疱疹破溃形成创面时喉痛明显，可引起吞咽困难。

4.喉结核

当会厌、杓区等部位发生溃疡时喉痛明显，可引起吞咽困难。

5.环杓关节炎

如炎症重，可因疼痛引起吞咽困难。

6. 喉癌晚期

如肿瘤溃烂，可产生喉痛，引起吞咽困难。

7. 喉神经麻痹

喉神经麻痹分为中枢性和周围性。中枢性疾病如椎基底动脉硬化症、小脑后下动脉血栓、多发性硬化、脑干肿瘤等造成位于延髓的疑核等受损；周围性疾病如鼻咽癌、迷走神经鞘瘤、颈静脉球体瘤等损伤迷走神经可造成喉神经麻痹，颈部手术、外伤等损伤喉返神经或喉上神经均可引起喉神经麻痹，导致吞咽时食物和唾液进入气管，使患者呛咳造成吞咽困难。

8. 喉外伤

如开放性喉外伤、喉烫伤及烧灼伤等，可因疼痛而致吞咽困难。

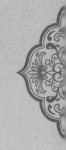

第三章
咽喉病的中医辨证论治

第一节　咽喉病的病因病机

　　咽喉病的病因不外内、外因两个方面。外因多为风、寒、燥、热、疫等邪气侵袭；内因主要是在七情、饮食、劳逸等作用下，导致脏腑功能失调所产生的湿、痰、郁、火、瘀、虚等。在脏腑病变方面，虽然五脏六腑功能失调均可导致咽喉病的发生，但尤以肺、脾、胃、肝、肾为多，并有"实则肺胃肝，虚则肺脾肾"的规律。

　　由于咽喉居上，为诸经循行之要冲，地处狭窄，易塞易滞易聚；而火热炎上，其势急迫；急迫炎上之火热，路遇关隘狭窄之地则易于滞结聚其处而致病，故在诸多病因中，火热是导致咽喉疾病最常见的病因之一，故有"咽喉诸病皆属于火"之论。火有虚火、实火之不同。《疡医大全》指出："咽喉有数证，有积热，有风热，有客热，有病后余毒未除。"指出了不同的病因。归纳分述如下：

1.邪毒侵袭

　　肺主表，喉为肺之系，风热邪毒侵犯咽喉，内犯于肺，肺失清肃之功，热邪壅结，循经蒸灼咽喉，症见喉红肿痛，声嘶等，伴发热恶寒、头痛、咳嗽、脉浮数等风热表证，此时邪在表，病情较轻。

　　亦有患体素虚，风寒邪毒侵犯，肺气不宣，寒邪结聚于咽，症见咽喉淡红，微肿微痛，声嘶，全身表现为风寒表证。

2.脾胃热盛

　　咽为胃之系，邪热壅盛，由表及里，由肺及胃，肺胃热盛，上炎于咽；亦有平素过食辛热炙煿，热壅脾胃，脾胃火热循经上炎，灼于咽喉。此时，火热炽盛，以致气滞血壅，炼津成痰，故红肿加剧，出现高热，头胀痛，腹胀闷，痰涎壅盛，溲黄，便结，脉洪数，舌红绛，苔黄腻等胃腑热盛之证，病情较重。正如《景岳全书》所说："胃气直透咽喉，故又为阳明之火最盛。"若火热壅聚作肿，烁伤咽喉肌膜，以致腐败成痈。

3.肺经虚损

素体虚弱，久病耗伤，可导致肺阴受伤，或肺气耗损。肺阴受伤，津液耗损，则虚热内生，上炎于咽喉，而成阴虚肺燥之证，症见咽喉红，微痛，干痒，咳嗽，乏力或声嘶；肺气耗损，气化功能失常，咽喉失于精气的输布，易为邪毒滞留，症见咽喉淡红不适，语音低微，气短懒言，自汗，体倦无力。

4.肾阴亏损

久病或劳伤，肾精亏耗，无以上濡于咽喉，加以阴虚火旺，虚火上炎，伤于咽喉；或病后余邪未清，易滞留咽喉，发而为病，症见咽喉微红，微痛微肿，有异物感，或有声嘶，腰膝酸软，头晕目眩，耳鸣，夜热盗汗等肾阴虚之证。

5.肝气郁结

情志不遂，内伤于肝，疏泄失常，肝气郁结，以致气滞痰凝，碍于咽喉间，出现喉咙不适，有物梗塞感。若郁而化热化火，火热上亢，则咽喉红痛，溃烂，口干。若久郁以致气血结聚，痹阻脉络，或痰浊停聚与火互结，可导致肿瘤发生。

第二节　咽喉病的辨证要点

咽喉病的辨证要从整体观念出发，就全身和局部进行整体辨证，本节只论述咽喉病的几个主要症状。

1.辨红肿疼痛

（1）新病红、肿、疼痛，多属风热邪毒，邪在卫表之证；若淡红、不肿，微痛，多属风寒表证。

（2）咽喉肿胀、色鲜红，疼痛剧烈，发病较速，多是风热邪毒内犯，肺胃热毒壅盛之证。

（3）红肿高突、色深红，疼痛剧烈，按之坚硬者，3~5天不退，是为化脓趋势。

（4）若肿胀而色淡，疼痛较微，多属痰涎湿浊凝聚之证。肿而不红，多属虚寒之证。

（5）微红微肿，晨轻暮重，多属肺肾阴虚，虚火上炎之证；午前疼痛较重，或症状较甚者，多属阳虚之证。

肿与痛是有一定关系，一般来说，风热表证，红肿疼痛较重；里热壅盛，红肿疼痛更甚；虚证，红肿疼痛轻微或不红肿，只有不适感。

2.辨腐烂

（1）疾病初起，腐烂分散浅表，周围色红，多为热毒尚轻。

（2）新病腐烂成片，或凹陷的，周围红肿，为火毒壅盛，蒸灼肌膜而致。

（3）腐烂浅表分散，反复发作，周围淡红，多属虚火之证；若成片凹陷，久不愈者，多为气血不足、肾阳亏损、邪毒内陷之证。

（4）溃腐上覆白膜，松厚而容易拭去者为轻，坚韧不易剥离，强剥出血者，或剥后复生者为重。

3.辨脓液

（1）红肿高突，有波动感，按之柔软凹陷者，多脓已成。

（2）脓液稠黄，多属实证、热证；若稠黄而量多，多为湿热之证。

（3）脓液清稀或污秽者，多为正不胜邪的虚证；如清稀、污暗而腥臭、溃口久而不愈合者，多为脾胃亏损、邪毒内陷之证。

（4）脓液清稀而量多，长流不止，溃口难愈合，多属脾虚湿聚之证。

4.辨声音

（1）新病声音嘶哑，咽部红肿，多为风热、邪毒之证；若淡红或不红，多为风寒之证。

（2）讲话不清，咽喉红肿痛，多为风热邪毒壅盛之证。

（3）声嘶日久，咽干不喜饮，多为肺肾阴虚、阴精亏损之证。

（4）语音低微，气短乏力，多属肺脾气虚之证。

（5）语言难出，呼吸气粗，喉鸣如锯，为痰涎阻塞气道之重症。

5.辨气味

（1）新病：口有臭味，多为胃腑实热上蒸之实证。

（2）虚证的咽喉病：一般无臭气，若有臭气多因久病，久病有臭气多因肺肾亏耗，邪毒伤腐肌膜，或肿瘤溃烂的重症。

6.辨焮痒、梗阻

（1）咽喉灼热色红而痒，多属风热实证；若焮而痒，色淡红，多属肺燥；不焮而痒，多为风邪；焮而干燥，多属阴虚火旺。

（2）咽喉梗阻感，如有肿物堵塞，但吞咽自如，无红肿痛，多为肝气郁结，痰气交阻之证；若有异物感，时时咳嗽，咽干微痛，多属肺肾虚之证。

（3）若梗阻日重，饮食难下，呼吸不畅或困难，或见食则呕吐，当注意肿瘤。

第三节　咽喉病的治则治法

咽喉病的治疗方法很多，在临床上根据局部及全身不同病情采取多种治法，兹分述如下。

1.内治法

（1）疏风解表：病初起，邪在肺卫，可用本法，使邪从表解。临证上有风热、风寒之分：症见咽喉红肿微痛，兼有发热恶风、头痛、咳嗽、脉浮数等风热证候，宜用辛凉解表。常用方如疏风清热汤，药物如蝉蜕、牛蒡子、薄荷、桑叶、蔓荆子、葛根等。若症见咽喉淡红，微肿或不肿，有异物感，兼有发热恶寒、无汗、头痛、舌苔薄白、脉缓等风寒之证，宜用辛温解表，常用方剂如六味汤，药物如荆芥、防风、紫苏、羌活、桂枝等。

（2）清热解毒：用于热毒壅盛的咽喉病，症见患部红肿，焮痛较剧，高热口渴，舌质红等。疾病初起，因患者平素嗜食辛辣，肠胃炽热，邪虽在表，但兼有脏腑内热上蒸，故常用本法与辛凉解表药同用，如连翘、牛蒡子、薄荷、夏枯草、紫花地丁、金银花、菊花、蒲公英等；若热邪壅盛传里，胃经热盛，患部红肿疼痛加剧，高热，苔黄腻厚，脉洪大，宜苦寒泻火解表，用黄连、黄芩、栀子、龙胆草、穿心莲等；若高热不退，烦躁，神昏谵语，舌质红绛等，为热入营分，宜清热凉血解毒，用水牛角、牡丹皮、生地黄、红花、紫草等又凡热毒壅盛者，患部肿痛加剧，热毒减轻则肿痛亦随之减轻，故临床上清热解毒又为消肿止痛的一种方法。

（3）利膈通便：适用于胃腑热盛、邪热内困之证，症见咽部红肿痛加剧，身壮热，大便秘结，苔黄干厚，脉洪数，常用方如大承气汤，药物如大黄、芒硝、郁李仁等。

（4）散瘀排脓：用于热毒壅盛，气血瘀滞，肌膜灼腐成脓的咽喉肿痛，常用方如仙方活命饮，药物如皂角刺、白芷、当归尾、白蔹、青皮、丹参、泽兰等。未溃时可配合清热解毒药物，以促其消散或溃破，溃破后脓未清宜配合清热利湿药，酌减皂角刺等排脓药；溃后流脓久不愈合，在酌减排脓药中，多用补益药，常用方药如托里消毒散。

（5）滋阴养液：用于肾阴亏损或肺阴耗损的咽喉病。若为肾阴虚，虚火上炎，症见咽喉淡红微肿或微痛，治宜潜降虚火，常用方药有知柏地黄丸、六味地黄丸等。若为肺津耗伤，阴虚肺燥，症见咽喉干燋不适，微痛，晨轻暮重，讲话时觉痛涩，或兼有腰酸、耳鸣耳聋，怔忡，盗汗等阴虚火旺之证，宜用滋养肾阴、潜降虚火，常用方药如知柏地黄丸、六味地黄丸等。若为肺津耗伤，阴虚肺燥，症见咽喉干燋不适、微痛、痒，咳嗽痰稠，精神疲乏，讲话乏力等阴虚肺燥之证，宜滋养肺阴，生津润燥，常用方药如甘露饮。

（6）温补元气：用于虚寒证的咽喉病，临证可分肾阳虚和肺气虚。如肾阳虚，症见咽喉微痛，不红不肿，吞咽不利，疼痛多在午前，可兼有面色淡白，唇舌色淡白，口不渴，手足冷，大便溏等，治宜温补肾阳，常用方如附桂八味丸。如属肺气虚，症见咽喉淡白，干痛，语言低弱，可兼有食少困倦，少气懒言，动则气喘，咳嗽痰稀，自汗等，治宜培补元气，常用方如补中益气汤。

（7）解郁散结：咽喉病由七情伤肝，肝气不舒，气滞痰凝所致，症见喉中如有炙脔，吐之不出，吞之不下，但不妨碍饮食，以及胸中痞满等，治宜疏肝解郁、行气化痰，常用方如半夏厚朴汤。若郁滞气血，与痰火凝聚，结成肿块而为瘤，治宜疏肝解郁，行气散结，常用方如丹栀逍遥散。

（8）清咽化痰：咽喉疾病多为火热上炎，炼津成痰，痰涎结聚于咽喉，阻遏气机，症见痰多咳嗽，咽肿，气促，宜用清热化痰药物，如瓜蒌、贝母、竹茹、射干、前胡、葶苈子等。若见痰鸣气逆的重症，先用探吐法，再用清热涤痰开结药物。

以上八法，可根据临床病情，灵活配合使用。

2.外治法

（1）吹药：用药粉吹布于咽喉患部，以达到清热解毒、消肿止痛、去腐生肌的目的，是一种有效的辅助疗法。在临床上，有以清热解毒、消肿止痛为主的，用冰玉散、珠黄散之类；有以祛腐生肌、除痰消肿为主的，用冰硼散。吹药每天6~7次。吹药时力度要轻，要求药粉散布均匀，布及患处周围。若用力过猛，会引起病人呛咳和不适感觉。

药粉要研极细。药粉多含芳香药物，应注意密封储藏，以防气味走散，降低药效。

（2）含法：将药物制成丸或片，含于口内慢慢咽化，使药液较长时间浸润于咽喉患处，起到清热解毒、消肿止痛、清利咽喉的作用，如铁笛丸、润喉丸、西藏青果等。

（3）含漱：用药液漱涤口腔，有清洁患部及清热解毒作用，如漱口方，多用于急性咽喉病。

（4）蒸气吸入：适用于慢性咽喉病，或风寒咽喉痛，选用芳香疏散药物，如紫苏、细辛、香薷等。煎煮时，将其蒸气熏蒸或吸入口咽，以疏风散寒、行气利咽。

（5）烟熏：适用于牙关紧闭的实证，其法用巴豆压油于纸上，取油纸折成条，用火点着，然后吹熄以烟熏入鼻中，一时口鼻流涎、牙关自开。

（6）刺破排脓：用三棱针穿刺，或用刀破开排脓，此法用于喉痛。穿刺或破开时不要过深，以免伤及对侧肉，引起不良效果。

（7）探吐法：用于急性实证的咽喉病，黏痰壅塞喉间，阻塞气道，呼吸困难，可用药物探吐，如桐油饯，其法用温开水半杯加桐油四匙，搅匀，用硬鸡翎油探入喉内拈之，至痰涎随呕吐出。本法目前少用。

3.针灸法

多用于热性咽喉病，病势急速，暴肿红赤，阻塞咽喉，呼吸困难，声音不出，汤水难下。对于虚性咽喉病亦可用本法治疗。具体内容详见第四章。

（1）针刺：咽喉肿痛常用合谷、内庭、曲池、天突、少泽、足三里、鱼际等穴。疼痛较剧，针涌泉、天容、外关，用捻转泻法，以疏散邪热，减轻咽喉阻塞。

（2）针刺放血：用于急性咽喉病，用三棱针速刺两手少商穴或商阳穴出血，以除其热。局部红肿较甚，病势急速，有呼吸鼻塞可能者，用三棱针在咽喉内部之红肿高处刺入，深度视肿起的大小而定，一般刺入1分许，刺1~2下，排出紫血，或于局部黏膜浅刺5~6下，出血泄热，患者即感轻快。

（3）穴位注射：选用循经咽喉经络的穴位，注入少量治疗咽喉病所用的药物，治疗各种咽喉疾病。

4.其他疗法

（1）烙法：适用扁桃体肥大，用特制烙铁，烙铁头直径0.5~1cm，柄用直径0.1cm钢线焊接，柄长约20cm。将烙铁头放于酒精灯上烧红，蘸香油后，迅速烙于扁桃体上，每次10~20烙，烙时注意慎勿触及其他部位。如扁桃体表面有烙后的白膜，应轻轻刮去再烙，一般隔天1次，共需20次，经烙后扁桃体渐小，至平复为止。如患者感觉疼痛，可置麻药于扁桃体上，以减轻痛觉。

（2）刮痧法：用刮痧板或瓷匙的边沿蘸油或水，提刮患者的皮肤，至皮肤出紫红色斑块为度。亦有两个手指捏拧患者的皮肤，使皮肤变成紫红色。这种方法能疏通经络，把体内邪热排出体外达到治疗目的，一般适用实热病证早期。

如咽喉肿痛，多先提刮风府穴，继而提刮颅息、臂臑、曲池、间使、大陵、太渊等。背部常顺足太阳膀胱经自上而下提刮（由肺俞至肝俞、胃俞，由大肠俞至膀胱俞）。体质虚弱者，少用此法。

（3）推拿：适用于急性咽喉疾病之肿胀剧烈，滴水难入者。操作时嘱患者正坐，手向侧平举，拇指在上，小指在下。若患者左手平举，术者立于患者举手指正侧面，用左手食指、中指、无名指紧按患部鱼际背部（相当于合谷穴处），小指扣住腕部，拇指罗纹相对，并用力向前压紧，另用右手拇指按住患者锁骨上缘肩关节处（相当于肩髃穴处），食指、中指、无名指紧握腋窝处，并用力向外拉开，施术时，可嘱第三者立于患者前面，将汤药或半流质等缓慢灌下。此时，因咽喉灼痛明显减轻，即可吞咽。此法可连续使用。

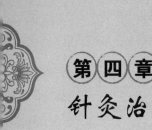

第四章
针灸治疗咽喉病的临床经验

第一节　针灸治疗咽喉病的古代临床经验

一、咽喉病中医病名溯源

西医学临床常见的咽喉病包括急慢性咽炎、急慢性喉炎、急慢性扁桃体炎、咽异感症以及其他疾病引起的咽喉症状等，与之相应的中医咽喉病名则是急咽痹、慢咽痹、急喉痹、慢喉痹、急喉暗、慢喉暗、急乳蛾、慢乳蛾、梅核气等。这些中医咽喉病名大致形成于20世纪70年代末至80年代中期，当时为现代咽喉疾病取了相对应的中医病名。取名时，如古医籍中有相对合适的病名，便相应使用；如古医籍中没有，便依古人习惯取一个新的病名，而后者的情形较多。古医籍对咽喉病的记载往往以症状描述居多，并无病名，在古医籍中进行咽喉病临床经验搜集极为困难。因此，首先搜索咽喉症状，将其归纳分类，明确主要咽喉症状，以方便进行针灸治疗咽喉病的古代文献研究。

对《黄帝明堂经辑校》《补辑肘后方》《针灸甲乙经》《黄帝内经》《备急千金要方》《黄帝明堂灸经》《铜人针灸腧穴图经》《针灸资生经》《扁鹊神应针灸玉龙经》《神应经》《针经指南》《针灸聚英》《针灸大全》《针灸大成》等古代主要针灸医籍进行检索，咽喉病涉及的主要症状如表4-1-1所示。

表4-1-1　针灸古籍中咽喉病症状简表

	类别	症状名
1	咽肿	咽肿、嗌肿、咽肿不得消、咽肿不消、嗌内肿、咽内肿、颈嗌外肿、咽外肿、嗌偏肿、咽偏肿、咽壅、咽痈
2	咽痛	嗌痛、嗌中引外痛、咽痛、咽中痛、咽中引痛、嗌中痛
3	咽异常感	嗌干、咽干、咽中干急、咽酸、咽中酸、酸咽、咽中闷、咽冷；咽中如鲠、咽中如梗、咽如哽、咽肿如哽、咽如梗、哽噎、哽咽；咽中如息肉状、嗌中有气如息肉状、嗌中有热如瘜肉状、咽中闷如有瘜肉状、如息肉状、如有息肉状；嗌中如扼；喉咽如扼状；不得息；气哽；似有核上下于其间
4	咽/喉肿痛	嗌中肿痛、咽肿痛；喉肿；喉中肿痛
5	喉痛	喉痛、喉中痛
6	喉闭	喉闭、喉中闭塞、喉咙闭塞
7	喉干	喉干燥、喉中干燥；喉焦干、喉中焦干
8	喉鸣	喉鸣、喉中鸣、喉中鸣翕翕、喉中作声；喉内如水鸡声、喉中状如水鸡声、翕翕如水鸡声、喉中如水鸡声；咽中鸣
9	喑哑	喑、喑不能言、喑不得语、失音、不能言、气走咽喉而不能言；瘁喑、暴喑、暴喑不能言、卒喑、暴不能言、暴瘁不能言、暴哑不能言、暴喑哑；声破、喑瘁
10	吞咽困难	食不下、不下食、不可内食、饮食不下、食饮不下、不得食饮、不可内、不得下食、不可纳食、咽食不下、不可以咽、咽中食噎不得下、不可咽、水浆不下、水粒不下、饮食不收、水浆不得入
11	咽喉合并症状	咽喉痈肿、咽喉中酸、咽喉痛、少腹痛引喉咽、少腹痛引喉嗌、喉嗌痛、喉咽痛、喉咽肿、咽喉壅闭、小腹痛引咽喉、咽喉肿痛、喉咽中痛、腹痛引喉咽、咽喉中痛、咽喉闭塞、连腹引咽喉痛；咽喉臃肿；咽喉中酸；咽喉干

二、咽喉病针灸选经取穴

通过检索古代针灸医籍，可以发现针灸治疗咽喉病的不同症状，所用穴位有别，有其规律，具体如下。

（一）咽肿

针灸古籍中，咽肿、嗌肿、咽肿不得消、咽肿不消、嗌内肿、咽内肿、颈嗌外肿、咽外肿、嗌偏肿、咽偏肿、咽壅、咽痈等均指咽肿，即咽部肿胀。

1.分经选穴频次

治疗咽肿症状的选穴共涉及22穴，总频次79次。

手太阴肺经1：太渊1；

手阳明大肠经12：二间2、三间1、偏历1、天鼎8；

足阳明胃经7：水突1、气舍6；

手太阳小肠经2：前谷2；

足太阳膀胱经2：膈俞2；

足少阴肾经20：涌泉2、然谷8、太溪8、照海2；

手少阳三焦经15：液门6、中渚6、支沟1、天井2；

足厥阴肝经2：中封2；

任脉18：鸠尾5、华盖2、璇玑9、天突2。

（1）经脉频次：足少阴肾经20>任脉18>手少阳三焦经15>手阳明大肠经12>足阳明胃经7>手太阳小肠经2=足太阳膀胱经2=足厥阴肝经2>手太阴肺经1。共有9条经脉的穴位被用于治疗咽肿症状，其中足少阴肾经被使用的频次最高，其次为任脉，再次为手少阳三焦经。

（2）穴位频次：璇玑9>太溪8=天鼎8=然谷8>气舍6=液门6=中渚6>鸠尾5>二间2=前谷2=膈俞2=涌泉2=照海2=天井2=中封2=华盖2=天突2>太渊1=三间1=偏历1=水突1=支沟1。可见，最常用的穴位有：璇玑、太溪、天鼎、然谷、气舍、液门、中渚、鸠尾等。

2.常用组穴

当治疗"咽肿"症状，或治疗的症状中包含"咽肿"时，常用的组穴如下。

太渊、偏历：太阴多气而少血，心胸气胀掌发热，喘咳缺盆痛莫禁，咽肿喉干身汗越，肩内前廉两乳疼，痰结膈中气如缺。

天鼎、气舍、膈俞：主喉痹哽噎，咽肿不得消，食饮不下。

水突、气舍：治咽肿。

前谷、照海、中封：主咽偏肿，不可以咽。

然谷、太溪：主嗌内肿，气走咽喉而不能言。

中渚、太溪：主咽肿。

璇玑、鸠尾：主喉痹咽肿，水浆不下。

3.常用配穴

与"咽肿"相关的医籍记载中，如并见以下症状，可选用的配穴如下。

喉干：太渊、偏历。

喉痹：二间、三间、气舍、然谷、天井、璇玑、鸠尾、涌泉。

咽肿如哽：三间、天鼎。

暗不能言：支沟、天突、涌泉、然谷、太溪。

喉痹哽噎，咽肿不得消，食饮不下：天鼎、气舍、膈俞。

饮食不下：涌泉、天鼎、前谷、照海、中封、璇玑、鸠尾。

喉中鸣：天鼎、天突。

（二）咽痛

针灸古籍中，嗌痛、嗌中引外痛、咽痛、咽中痛、咽中引痛、嗌中痛等均指咽痛，即咽部疼痛。

1.分经选穴频次

治疗咽痛症状的选穴共涉及10穴，总频次27次。

手太阴肺经1：少商1；

足阳明胃经6：内庭6；

足太阳膀胱经4：胆俞4；

足少阴肾经9：涌泉6、大钟3；

手厥阴心包经2：间使1、劳宫1；

手少阳三焦经4：中渚2、支沟2；

督脉1：风府1。

（1）经脉频次：足少阴肾经9>足阳明胃经6>足太阳膀胱经4=手少阳三焦经4>手厥阴心包经2>手太阴肺经1=督脉1。共有7条经脉的穴位被用于治疗咽痛症状，被使用频次最高的是足少阴肾经，其次是足阳明胃经。

（2）穴位频次：内庭6=涌泉6>胆俞4>大钟3>中渚2=支沟2>少商1=间使1=劳宫1=风府1。可见，最常用的穴位有内庭、涌泉、胆俞等。

2.常用组穴

当治疗"咽痛"症状，或治疗的症状中包含"咽痛"时，常用的组穴如下。

中渚、支沟、内庭：主嗌痛。

涌泉、大钟：主咽中痛，不可纳食。

3.常用配穴

与"咽痛"相关的医籍记载中，如并见以下症状，可选用的配穴如下。

喉肿：少商。

食不下、不可内食：胆俞、劳宫、大钟。

咽肿，嗌干，喉闭，喉痹，咽中痛，不可纳食，暗不能言：涌泉。

（三）咽干

1.分经选穴频次

咽干（嗌干、咽干、咽中干急）治疗咽干症状的选穴共涉及15穴，总频次44次。

手太阴肺经5：太渊5；

手阳明大肠经5：三间1、偏历4；

手少阴心经5：极泉2、神门3；

手太阳小肠经1：少泽1；

足少阴肾经11：涌泉2、太溪1、照海6、复溜2；

手厥阴心包经3：大陵3；

足厥阴肝经9：行间2、太冲4、中封3；

任脉5：天突5。

（1）经脉频次：足少阴肾经11>足厥阴肝经9>手太阴肺经5=手阳明大肠经5=手少阴心经5=任脉5>手厥阴心包经3>手太阳小肠经1。共有8条经脉的穴位被用于治疗咽干症状，被使用频次最高的是足少阴肾经，其次是足厥阴肝经。

（2）穴位频次：照海6>太渊5=天突5>偏历4=太冲4>神门3=大陵3=中封3>极泉2=涌泉2=复溜2=行间2>三间1=少泽1=太溪1。可见，最常用的穴位有照海、太渊、天突、偏历、太冲等。

2.常用组穴

当治疗"咽干"症状，或治疗的症状中包含"咽干"时，常用的组穴如下。

极泉、太渊、偏历、太冲、天突：治咽干。

大陵、偏历：主喉痹嗌干。

太溪、少泽：主咽干。

复溜、照海、太冲、中封：主嗌干。

3.常用配穴

与"咽干"相关的医籍记载中，如并见以下症状，可选用的配穴如下。

喉痹：三间、偏历、大陵。

咽肿，嗌干，喉闭，喉痹，咽中痛，不可纳食，喑不能言：涌泉。

（四）咽异物感

针灸古籍中，咽中如鲠、咽中如梗、咽如哽、咽肿如哽、咽如梗、哽噎、哽咽、咽中如息肉状、嗌中有气如息肉状、嗌中有热如有瘜肉状、咽中闷如有瘜肉状、如息肉状、如有息肉状、嗌中如扼、喉咽如扼状、气哽、似有核上下于其间等均指咽异物感症状。

1.分经选穴频次

治疗咽异物感症状的选穴共涉及26穴，总频次71次。

手太阴肺经4：云门2、尺泽2；

手阳明大肠经18：二间3、三间8、阳溪2、天鼎2、扶突3；

足阳明胃经9：气舍4、缺盆2、足三里1、厉兑2；

足太阴脾经1：天溪1；

手少阴心经2：少府2；

手太阳小肠经5：天容5；

足太阳膀胱经6：大杼2、膈俞4；

足少阴肾经6：涌泉3、然谷3；

手厥阴心包经6：间使6；

手少阳三焦经4：液门2、四渎2；

足厥阴肝经7：蠡沟5、行间2；

任脉3：气海1、膻中1、天突1。

（1）经脉频次：手阳明大肠经18>足阳明胃经9>足厥阴肝经7>足太阳膀胱经6=足少阴肾经6=手厥阴心包经6>手太阳小肠经5>手太阴肺经4=手少阳三焦经4>任脉3>手少阴心经2>足太阴脾经1。共有12条经脉的穴位被用于治疗咽异物感症状，被使用频次最高的是手阳明大肠经，其次是足阳明胃经，再次是足厥阴肝经。

（2）穴位频次：三间8>间使6>天容5=蠡沟5>气舍4=膈俞4>二间3=扶突3=涌泉3=然谷3>云门2=尺泽2=天鼎2=阳溪2=缺盆2=厉兑2=少府2=大杼2=液门2=四渎2=行间2>足三里1=天溪1=气海1=膻中1=天突1。可见，最常用的穴位有三间、间使、天容、蠡沟、气舍、膈俞等。

2.常用组穴

当治疗"咽异物感"症状，或治疗的症状中包含"咽异物感"时，常用的组穴如下。

天容、缺盆、大杼、膈俞、云门、尺泽、二间、厉兑、涌泉、然谷：主喉痹哽咽，寒热。

三间、阳溪：主喉痹咽如哽。

天鼎、气舍、膈俞：主喉痹哽噎，咽肿不得消，食饮不下。

涌泉、然谷：主喉痹，哽咽寒热。

间使、三间：主咽中如鲠。

3. 常用配穴

与"咽异物感"相关的医籍记载中，如并见以下症状，可选用的配穴如下。

喉痹：天容、缺盆、大杼、膈俞、云门、尺泽、二间、三间、厉兑、涌泉、然谷、阳溪、天鼎、气舍。

咽肿：三间。

咽肿不得消，食饮不下：天鼎、气舍、膈俞。

喑不得语：间使。

（五）咽酸（咽酸、咽中酸、酸咽）、咽中闷、咽冷

这3个症状在针灸古籍中的记载不多，且用穴单一。

1. 治疗咽酸症状的选穴共1穴，总频次4次。

针灸古籍中针对"咽酸"这一症状的治疗，主要选用手少阴心经穴少冲。

2. 治疗咽中闷症状的选穴共1穴，总频次1次。

针灸古籍中针对"咽中闷"这一症状的治疗，主要选用足厥阴肝经穴蠡沟。

3. 治疗咽冷症状的选穴共1穴，总频次1次。

针灸古籍中针对"咽冷"这一症状的治疗，主要选用任脉穴天突。

（六）喉闭

针灸古籍中，喉闭、喉中闭塞、喉咙闭塞等均指喉闭症状。

1. 分经选穴频次

治疗喉闭症状的选穴共涉及11穴，总频次25次。

手太阴肺经4：列缺1、少商3；

手阳明大肠经3：曲池3；

足少阴肾经5：涌泉3、照海2；

手少阳三焦经3：关冲3；

足少阳胆经2：瞳子髎2；

任脉2：天突2；

经外奇穴6：金津2、玉液2、十宣2。

（1）经脉频次：经外奇穴6>足少阴肾经5>手太阴肺经4>手阳明大肠经3=手少阳三焦经3>足少阳胆经2=任脉2。共有6条经脉的穴位以及3个经外奇穴被用于治疗喉闭症状，被使用频次最高的是经外奇穴，其次是足少阴肾经，再次是手太阴肺经。

（2）穴位频次：少商3=曲池3=涌泉3=关冲3>照海2=瞳子髎2=天突2=金津2=玉液2=十宣2>列缺1。可见，最常用的穴位有少商、曲池、涌泉、关冲等。

2. 常用组穴

当治疗"喉闭"症状，或治疗的症状中包含"喉闭"时，常用的组穴如下。

照海、列缺：喉咙闭塞。

少商、金津、玉液、十宣：双蛾风，喉闭不通。

3. 常用配穴

与"喉闭"相关的医籍记载中，如并见以下症状，可选用的配穴如下。

失音、吐血：天突穴。

（六）喉痛（喉中痛）

治疗喉痛症状的选穴共1穴，总频次5次。

针灸古籍中针对"喉痛"这一症状的治疗，主要选用手太阳小肠经穴天窗。

（七）喉干（喉干燥、喉中干燥、喉焦干、喉中焦干）

治疗喉干症状的选穴共1穴，总频次4次。

针灸古籍中针对"喉干"这一症状的治疗，主要选用手太阴肺经穴鱼际。

（八）喉鸣

针灸古籍中，喉鸣、喉中鸣、喉中鸣翕翕、喉中作声、喉内如水鸡声、喉中状如水鸡声、翕翕如水鸡声、喉中如水鸡声等均指喉鸣症状。

1. 分经选穴频次

治疗喉鸣症状的选穴共涉及15穴，总频次43次。

手太阴肺经8：经渠3、少商5；

手阳明大肠经10：天鼎5、扶突5；

足太阴脾经3：天溪2、大包1；

足少阴肾经4：太溪1、大钟3；

手厥阴心包经2：天池2；

足少阳胆经1：阳陵泉1；

足厥阴肝经2：太冲2；

任脉13：鸠尾2、膻中2、璇玑2、天突7。

（1）经脉频次：任脉13>手阳明大肠经10>手太阴肺经8>足少阴肾经4>足太阴脾经3>手厥阴心包经2=足厥阴肝经2>足少阳胆经1。共有8条经脉的穴位被用于治疗喉鸣症状，被使用频次最高的是任脉，其次是手阳明大肠经，再次是手太阴肺经。

（2）穴位频次：天突7>少商5=扶突5=天鼎5>经渠3=大钟3>天溪2=天池2=太冲2=鸠尾2=膻中2=璇玑2>大包1=太溪1=阳陵泉1。可见，最常用的穴位有天突、少商、扶突、天鼎等。

2.常用组穴

当治疗"喉鸣"症状，或治疗的症状中包含"喉鸣"时，常用的组穴如下。

少商、太冲、经渠：主喉中鸣。

扶突、天突、天溪：主喉鸣暴忤气哽。

大钟、大包：主喉鸣。

阳陵泉、天池、膻中：治喉鸣。

天突、扶突：治喉中如水鸡声。

3.常用配穴

与"喉鸣"相关的医籍记载中，如并见以下症状，可选用的配穴如下。

暴忤喑：扶突。

喉中闭塞，水粒不下：少商、膻中。

暴喑、咽肿、饮食不下：天鼎。

气哽：扶突、天突、天溪。

暴喑气哽：天突。

喉痹咽肿，水浆不下：鸠尾、璇玑。

暴喑不能言……喉痹，咽中干急，不得息，喉中鸣：天突。

（九）暴喑

针灸古籍中，瘁喑、暴喑、暴喑不能言、卒喑、暴不能言、暴瘖不能言、暴哑不能言、暴喑哑等均指暴喑症状，即突然失声。

1.分经选穴频次

治疗暴喑症状的选穴共涉及13穴，总频次27次。

手阳明大肠经7：天鼎4、扶突3；

足阳明胃经2：丰隆2；

手少阴心经4：灵道3、通里1；

手太阳小肠经3：天窗3；

足少阴肾经2：腹通谷2；

手少阳三焦经5：支沟3、三阳络2；

督脉1：风府1；

任脉2：天突1、承浆1；

部位1：舌本1。

（1）经脉频次：手阳明大肠经7>手少阳三焦经5>手少阴心经4>手太阳小肠经3>足阳明胃经2=足少阴肾经2=任脉2>督脉1=部位1。共有8条经脉的穴位被用于治疗暴喑症状，被使用频次最高的是手阳明大肠经，其次是手少阳三焦经，再次是手少阴心经。

（2）穴位频次：天鼎4>扶突3=灵道3=天窗3=支沟3>丰隆2=腹通谷2=三阳络2>通里1=风府1=天突1=承浆1=舌本1。可见，最常使用的穴位有天鼎、扶突、灵道、天窗、支沟等。

2. 常用组穴

当治疗"暴喑"症状，或治疗的症状中包含"暴喑"时，常用的组穴如下。

扶突与舌本刺血：暴喑气鞭。

3. 常用配穴

与"暴喑"相关的医籍记载中，如并见以下症状，可选用的配穴如下。

暴喑气哽，喉痹嗌肿，不得息，饮食不下：天鼎。

喉中如水鸡声，暴喑气哽：扶突。

暴喑不能言……喉痹，咽中干急，不得息，喉中鸣：天突。

喉痹：丰隆、通里。

喉中痛：天窗。

颈嗌外肿：支沟。

（十）喑

针灸古籍中，喑、喑不能言、喑不得语、失音、不能言、气走咽喉而不能言、声破、喑痖等均指不能发出声音，较暴喑为缓，或由哑发展至喑。

1.分经选穴频次

治疗喑的选穴共涉及24穴，总频次48次。

手太阴肺经2：孔最2；

手阳明大肠经17：合谷3、偏历1、温溜4、手三里2、曲池6、扶突1；

足阳明胃经7：大迎1、足三里3、丰隆3；

手少阴心经1：神门1；

手太阳小肠经1：天窗1；

足少阴肾经8：涌泉3、然谷2、太溪3；

手厥阴心包经2：间使2；

手少阳三焦经1：中渚1；

足少阳胆经3：听会1、浮白1、阳交1；

督脉2：哑门1、脑户1；

任脉4：璇玑1、天突3。

（1）经脉频次：手阳明大肠经17>足少阴肾经8>足阳明胃经7>任脉4>足少阳胆经3>手太阴肺经2=手厥阴心包经2=督脉>手少阴心经1=手太阳小肠经1=手少阳三焦经1。共有11条经脉的穴位被用于治疗喑，被使用频次最高的是手阳明大肠经，其次是足少阴肾经，再次是足阳明胃经。

（2）穴位频次：曲池6>温溜4>合谷3=足三里3=丰隆3=涌泉3=太溪3=天突3>孔最2=手三里2=然谷2=间使2>偏历1=扶突1=大迎1=神门1=天窗1=中渚1=听会1=浮白1=阳交1=哑门1=脑户1=璇玑1。可见，最常用的穴位有曲池、温溜、合谷、足三里、丰隆、涌泉、太溪、天突等。

2.常用组穴

当治疗"喑"症状，或治疗的症状中包含"喑"时，常用的组穴如下。

三里、温溜、曲池、中渚、丰隆：喉痹不能言。

然谷、太溪：嗌内肿，气走咽喉不能言。

3.常用配穴

与"喑"相关的医籍记载中，如并见以下症状，可选用的配穴如下。

咽肿痛：孔最、太溪。

咽中痛：涌泉。

咽肿，上气嗌干……喉闭，舌急失音，卒心痛，喉痹……咽中痛不可纳食，喑不能言：涌泉。

喉痹：合谷、温溜、阳交、曲池、手三里、中渚、丰隆、足三里。

饮食不收：地仓。

小腹引喉痛：髀关。

喉痹不能言：足三里。

咽中如梗：间使。

喉鸣喘不能言，喉痹咽痛，水浆不下：璇玑。

咽肿咽冷，声破，喉中生疮……喑不能言……喉中鸣，翕翕如水鸡声，胸中气梗梗：天突。

（十一）吞咽困难

针灸古籍中，食不下、不下食、不可内食、饮食不下、食饮不下、不得食饮、不可内、不得下食、不可纳食、咽食不下、不可以咽、咽中食噎不得下、不可咽、水浆不下、水粒不下、饮食不收、水浆不得入等均指吞咽困难。

1.分经选穴频次

治疗吞咽困难症状的选穴共涉及23穴，总频次70次。

手太阴肺经1：少商1；

手阳明大肠经11：商阳2、合谷1、天鼎8；

足阳明胃经4：地仓1、气舍3；

手太阳小肠经2：前谷2；

足太阳膀胱经3：肺俞2、胆俞1；

足少阴肾经16：涌泉6、大钟6、照海4；

手厥阴心包经1：劳宫1；

足厥阴肝经2：中封2；

任脉25：鸠尾7、膻中4、华盖2、璇玑8、天突4；

经外奇穴2：十宣2；

部位3：手大指爪甲后半分中1、手小指爪甲下1、大指背头节上甲根下1。

（1）经脉频次：任脉25>足少阴肾经16>手阳明大肠经11>足阳明胃经4>足太阳膀胱经3=部位3>手太阳小肠经2=足厥阴肝经2=经外奇穴2>手太阴肺经1=手厥阴心包经1。共有9条经脉的穴位、1个经外奇穴、3个部位被用于治疗吞咽困难，被使用频次最高的是任脉，其次是足少阴肾经，再次是手阳明大肠经。

（2）穴位频次：天鼎8=璇玑8>鸠尾7>涌泉6=大钟6>照海4=膻中4=天突4>气舍3>商阳2=前谷2=肺俞2=中封2=华盖2=十宣2>少商1=合谷1=地仓1=

胆俞1=劳宫1=手大指爪甲后半分中1=手小指爪甲下1=大指背头节上甲根下1。可见，最常用的穴位有天鼎、璇玑、鸠尾、涌泉、大钟等。

2.常用组穴

当治疗"吞咽困难"症状，或治疗的症状中包含"吞咽困难"时，常用的组穴如下。

合谷、少商、手大指背头节上甲根下：咽喉肿痛，闭塞，水粒不下。

天突、商阳、照海、十宣：咽喉闭塞，水粒不下。

天鼎、气舍、膈俞：喉痹哽噎，咽肿不得消，食饮不下。

前谷、照海、中封：咽偏肿，不可以咽。

涌泉、大钟：咽中痛，不可内食。

璇玑、鸠尾：喉痹咽肿，水浆不下。

3.常用配穴

与"吞咽困难"相关的医籍记载中，如并见以下症状，可选用的配穴如下。

喉痹食不下：鸠尾、华盖。

咽肿：前谷、照海、中封。

咽痛：劳宫。

暴喑气哽，喉痹嗌肿，不得息，饮食不下：天鼎。

喉痹……咽中痛不可纳食，喑不能言：涌泉。

咽中痛，不可纳食：涌泉、大钟。

喉鸣：膻中。

（十二）喉痹

喉痹是现在中医喉科常见的病名，首见于长沙马王堆帛书《阴阳十一脉灸经》。《内经》多次论述了喉痹，如《素问·阴阳别论》："一阴一阳结谓之喉痹。"历代医家对喉痹的认识不尽一致，其包括范围甚广，主要有3种：①"痹"指"痛"，喉痹即指以咽喉疼痛为主要症状的急慢性咽喉部疾病；②咽喉危重病证；③用于泛指咽喉口齿唇舌疾病的总称。

古代医籍中喉痹一词含义的不确定性，古今喉痹含义的不一致性，使得我们在试图总结古代针灸治疗"喉痹"、咽喉病经验时面临困难。基本可以确定的是，喉痹一直以来均是指咽/喉部疾病的症状或病名，可以视为咽喉病的症状组，即包括咽/喉疼痛、闭塞、肿胀等症状中的一个或多个。这样，仍然可以与以上症状并列，作为咽喉病症状的一类，进行选穴治疗。

1.分经选穴频次

治疗喉痹症状的选穴共涉及64穴，总频次321次。

手太阴肺经31：中府4、云门7、尺泽9、列缺1、经渠6、少商4；

手阳明大肠经78：商阳2、二间12、三间8、合谷15、阳溪10、偏历6、温溜8、手三里2、曲池7、天鼎8；

足阳明胃经44：颊车2、气舍8、缺盆6、足三里5、下巨虚4、丰隆11、厉兑8；

足少阴脾经1：商丘1；

手少阴心经6：通里4、神门2；

手太阳小肠经24：少泽7、前谷10、后溪1、天容6；

足太阳膀胱14：大杼5、肺俞1、膈俞8；

足少阴肾经20：涌泉11、然谷9；

手厥阴心包经10：内关1、大陵9；

手少阳三焦经20：关冲9、中渚5、阳池2、天井2、天牖2；

足少阳胆经40：浮白5、头窍阴2、完骨8、风池2、阳陵泉1、阳交9、阳辅3、悬钟2、足临泣1、足窍阴7；

足厥阴肝经3：行间2、太冲1；

任脉23：鸠尾7、华盖2、璇玑8、天突6；

部位7：手大指爪甲后半分中1、手小指爪甲下1、手小指次指爪甲下1、手小指爪纹中1、手小指端2、灸耳垂下1。

（1）经脉频次：手阳明大肠经78>足阳明胃经44>足少阳胆经40>手太阴肺经31>手太阳小肠经24>任脉23>足少阴肾经20=手少阳三焦经20>足太阳膀胱14>手厥阴心包经10>部位7>手少阴心经6>足厥阴肝经3>足少阴脾经1。共有13条经脉的穴位、6个部位被用于治疗喉痹，被使用频次最高的是手阳明大肠经，其次是足阳明胃经，再次是足少阳胆经。

（2）穴位频次：合谷15>二间12>丰隆11=涌泉11>阳溪10=前谷10>尺泽9=然谷9=大陵9=关冲9=阳交9>三间8=温溜8=天鼎8=气舍8=厉兑8=膈俞8=完骨8=璇玑8>云门7=曲池7=少泽7=足窍阴7=鸠尾7>经渠6=偏历6=缺盆6=天容6=天突6>足三里5=大杼5=中渚5=浮白5>中府4=少商4=下巨虚4=通里4>阳辅3>商阳2=手三里2=颊车2=神门2=阳池2=天井2=天牖2=头窍阴2=风池2=悬钟2=行间2=华盖2=手小指端2>列缺1=商丘1=后溪1=肺俞1=内关1=

阳陵泉 1=足临泣 1=太冲 1=手大指爪甲后半分中 1=手小指爪甲下 1=手小指次指爪甲下 1=手小指爪纹中 1=灸耳垂下 1。可见，最常用的穴位有合谷、二间、丰隆、涌泉、阳溪、前谷等。

2. 常用组穴

当治疗"喉痹"症状，或治疗的症状中包含"喉痹"时，常用的组穴如下。

中府、阳交：主喉痹，胸满塞，寒热。

天容、缺盆、大杼、膈俞、云门、尺泽、二间、厉兑、涌泉、然谷：主喉痹哽咽，寒热。

完骨、天容、气舍、天鼎、尺泽、合谷、商阳、阳溪、中渚、前谷、商丘、然谷、阳交：喉痹。

阳辅、阳交、厉兑、下廉、然谷、经渠、完骨、膈俞、缺盆、气舍、云门、阳溪、合谷、温溜、中府、浮白：喉痹。

少商、合谷、丰隆、涌泉、关冲：火热喉痹。

二间、足三里：牙疼头痛兼喉痹。

三间、阳溪：喉痹，咽如哽。

神门、合谷、风池：喉痹。

大陵、偏历：主喉痹嗌干。

三里、温溜、曲池、中渚、丰隆：喉痹不能言。

天鼎、气舍、膈俞：喉痹哽噎，咽肿不得消，食饮不下。

关冲、足窍阴、少泽：喉痹，舌卷口干。

完骨、天牖、前谷：喉痹，颈项肿不可俯仰，颊肿引耳后。

璇玑、鸠尾：喉痹咽肿，水浆不下。

3. 常用配穴

与"喉痹"相关的医籍记载中，如并见以下症状，可选用的配穴如下。

咽异物感：天容、缺盆、大杼、膈俞、云门、尺泽、二间、三间、厉兑、涌泉、然谷、阳溪、行间。

喑不能言：合谷、足三里、温溜、曲池、中渚、丰隆。

咽干：大陵、偏历、阳池、内关。

喉痹哽噎，咽肿不得消，食饮不下：天鼎、气舍、膈俞。

喉痹咽肿，水浆不下：璇玑、鸠尾。

喉痹，咽中干急，不得息，喉中鸣：天突。

三、咽喉病针灸医籍论述选编

（一）先秦两汉时期

1.《黄帝内经》

《黄帝内经》对咽喉病有较为丰富的论述，从理论上讲述了咽喉的生理、病理、病机、诊断及临床治疗，为针灸治疗咽喉病的产生与发展奠定了基础。

（1）咽喉的生理病理

《素问·太阴阳明论》："喉主天气，咽主地气。"

《灵枢·忧恚无言》："是故厌小而疾薄，则发气疾，其开阖利，其出气易；其厌大而厚，则开阖难，其气出迟，故重言也。人卒然无音者，寒气客于厌，则厌不能发，发不能下，至其开阖不致，故无音。"

（2）咽喉与五脏六腑的关系

《素问·奇病论》："夫肝者，中之将也，取决于胆，咽为之使。"

《灵枢·邪气脏腑病形》："心脉急甚者为瘛疭……大甚为喉吤。"

《灵枢·本脏》："肺大则多饮，善病胸痹喉痹逆气。"

（3）咽喉与经络的关系

《灵枢·经脉》："大肠手阳明之脉……是动则病齿痛颈肿。是主津液所生病者，目黄口干，鼽衄，喉痹，肩前臑痛，大指次指痛不用。"

《灵枢·经脉》："胃足阳明之脉……是主血所生病者，狂，疟，温淫汗出，鼽衄，口喎唇胗，颈肿喉痹……"

《灵枢·经脉》："心手少阴之脉……是动则病嗌干心痛，渴而欲饮，是为臂厥。"

《灵枢·经脉》："小肠手太阳之脉……是动则病嗌痛颔肿，不可以顾……是主液所生病者，耳聋目黄颊肿，颈颔肩臑肘臂外后廉痛。"

《灵枢·经脉》："肾足少阴之脉……是主肾所生病者，口热舌干，咽肿上气，嗌干及痛，烦心心痛……"

《灵枢·经脉》："三焦手少阳之脉……是动则病耳聋浑浑焞焞，嗌肿喉痹。"

《灵枢·经脉》："肝足厥阴之脉……是动则病腰痛不可以俛仰，丈夫㿗疝，妇人少腹肿，甚则嗌干，面尘脱色。"

《素问·脉要精微论》："厥阴终者，中热嗌干……"

《素问·厥论》："手阳明、少阳厥逆，发喉痹，嗌肿，痉，治主病者。"

《素问·至真要大论》:"太阴之胜,火气内郁……头痛,喉痹,项强……"又云:"少阳司天,客胜则丹胗外发,及为丹熛疮疡,呕逆,喉痹,头痛,嗌肿……"

（4）咽喉病的针灸治疗

《素问·骨空论》:"督脉……此生病……癃痔遗溺嗌干。督脉生病治督脉……其上气有音者,治其喉中央,在缺盆中者。其病上喉者治其渐,渐者上侠颐也。"

《素问·缪刺论》:"邪客于手少阳之络,令人喉痹舌卷,口干心烦,臂外廉痛,手不及头,刺手中指次指爪甲上,去端如韭叶各一痏,壮者立已,老者有顷已,左取右,右取左,此新病数日已。"

《灵枢·经脉》:"足阳明之别,名曰丰隆,去踝八寸,别走太阴;其别者,循胫骨外廉,上络头项,合诸经之气,下络喉嗌。其病气逆则喉痹瘁喑,实则狂巅,虚则足不收胫枯,取之所别也。"

《灵枢·热病》:"喉痹舌卷,口中干,烦心心痛,臂内廉痛,不可及头,取手小指次指爪甲下,去端如韭叶。"

《灵枢·杂病》:"喉痹,不能言,取足阳明;能言,取手阳明。"

《灵枢·寒热病》:"暴喑气鞕,取扶突与舌本出血。"

2.《黄帝明堂经》

《黄帝明堂经》是一部腧穴学专著,记载了治疗咽喉病的腧穴50余个,主要有:

脑户:癫疾,骨酸,眩,狂,瘛疭,口噤,羊鸣;喑不能言。

风府:暴喑不能言,喉嗌痛。

完骨:项肿不可俯仰,颊肿引耳;齿牙龋痛;喉痹。

哑门:主项强;舌缓,喑不能言。

大杼:恶风时振栗,喉痹,大气满,喘。

膈俞:上气,肩背寒痛,汗不出,喉痹,腹中痛,积聚。

天窗:耳聋无闻。

水突:咳逆上气,咽喉痈肿,呼吸短气,喘息不通。

气舍:咳逆上气;肩肿不得顾;喉痹;瘤瘿。

扶突:咳逆上气,咽喉鸣喝喘息。

天鼎:暴瘖气哽,喉痹咽肿,不得息,食饮不下。

缺盆：缺盆中痛，汗不出，喉痹，咳嗽血。

天突：咳上气，喘，暴喑不能言，及舌下挟缝青脉，颈有大气，喉痹，咽中干，急不得息，喉中鸣，翕翕寒热，项肿肩痛，胸满腹皮热。

璇玑：胸满痛；喉痹咽肿，水浆不下。

云门：呼吸气素，咽不得，胸中热；喉痹，胸中暴逆，先取冲脉，后取三里、云门皆写之。

中府：膈中食噎，不下食，喉痹，肩息肺胀。

鸠尾：喉痹食不下。

少商：热病象疟，振栗鼓颌，腹胀睥睨，喉中鸣；疟，寒厥及热厥，烦心善哕，心满而汗出，刺少商出血立已。

太渊：唾血，振寒，嗌干。

列缺：寒热胸背急，喉痹。

尺泽：癫疾；喉痹。

劳宫：嗌中痛，食不下。

大陵：太息，喉痹嗌干。

少冲：口中热，咽喉中酸。

通里：苦呕，喉痹，少气遗溺。

灵道：臂肘筋挛，暴喑不能言。

商阳：下齿痛；喉痹。

二间：身热，喉痹如哽。

三间：喉痹咽如哽。

合谷：耳中不通；喉痹。

阳溪：耳聋鸣；喉痹。

偏历：实则聋，喉痹不能言，齿龋痛，鼻鼽衄。

温溜：口齿痛；喉痹不能言。

曲池：喉痹不能言。

关冲：寒热；喉痹舌卷，口干烦心。

中渚：耳聋，两颞颥痛；喉痹。

支沟：热病汗不出，互引，颈嗌外肿……男子脊急目赤；暴喑不能言。

前谷：鼻不利；喉痹。

商丘：善厌梦；喉痹。

行间：喉痹气逆，口㖞，喉咽如扼状。

太冲：胁下支满，喉痛，嗌干。

中封：嗌干嗜饮。

蠡沟：嗌中有热，如有瘜肉状。

膝关：主膝内廉痛引髌，不可屈伸，连腹引咽喉痛。

涌泉：咳而短气善喘，喉痹；喑不能言；咽中痛，不可纳食。

然谷：善恐，嗌内肿；舌纵烦满；喉痹。

太溪：气走喉咽而不能言，手足清，溺黄，大便难，嗌中肿痛，唾血，口中热，唾如胶。

大钟：善惊，咽中痛，不可纳食。

厉兑：恶人与木音，喉痹龋齿。

内庭：振寒，嗌中引外痛。

丰隆：喉痹不能言。

（足）三里：喉痹不能言。

（足）窍阴：喉痹，舌卷口干。

阳交：惊狂；喑不能言；喉痹。

承山：足挛引少腹痛，喉咽痛。

承筋：少腹引喉嗌。

（二）魏晋时期

1.《补辑肘后方》

晋代葛洪所著《补辑肘后方》着重介绍了各种急症的诊治。

《中卷治卒喉咽诸病方第六十三》："喉痹水浆不得入，七八日则杀人，治之方：随病所近左右，以刀锋裁刺手大指爪甲后半分中，令血出，即愈。又方：随病左右，刺手小指爪甲下，令出血，立愈。当先将缚，令向聚血，乃刺之。"

2.《针灸甲乙经》

皇甫谧所著《针灸甲乙经》是第一部立专篇讲述针灸治疗咽喉病的书籍。

"喉痹，完骨及天容、气舍、天鼎、尺泽、合谷、商阳、阳溪、中渚、前谷、商丘、然谷、阳交悉主之。

喉痹咽肿，水浆不下，璇玑主之。

喉痹食不下，鸠尾主之。

喉痹咽如哽，三间主之。

喉痹不能言，温溜及曲池主之。

喉痹气逆，口喝，喉咽如扼状，行间主之（《千金》作间使）。

咽中痛，不可纳食，涌泉主之。"

这部书的问世，极大地促进了针灸咽喉科学的发展。由此可以说针灸咽喉科已初具雏形。

（三）隋唐时期

1.《诸病源候论》

隋代巢元方的《诸病源候论》是首部病因学专著，对咽喉立专篇论述：

《诸病源候论》卷三十《唇口诸病·悬雍肿候》："悬雍，为音声之关也，喉咙，气之所上下。五脏六腑有伏热，上冲于喉咽，热气乘于悬雍，或长或肿。"

《诸病源候论》卷三十《咽喉心胸病诸候》："喉痹者，喉里肿塞痹痛，水浆不得入也。人阴阳之气出于肺，循喉咙而上下也。风毒客于喉间，气结蕴积而生热，故喉肿塞而痹痛。脉沉者为阴，浮者为阳，若右手关上脉阴阳俱实者，是喉痹之候也。"

2.《备急千金要方》

孙思邈在其《备急千金要方》中，指出了咽喉病的治疗原则：

《备急千金要方》卷第十六《胃腑·喉咙论第三》："喉咙者，脾胃之候也……主通利水谷之道，往来神气。若脏热，喉则肿塞，气不通……若腑寒，喉则耿耿，如物常欲窒，痒痹涎唾。热则开之，寒则通之，不热不寒，依脏调之。"

书中还将咽喉列为七窍病之一进行论述，载有证一条、方五十首、针灸法二首。

《备急千金要方》卷第六下《七窍病下·喉病第七》："喉肿，胸胁支满，灸尺泽百壮……喉痹，刺手小指爪纹中，出三大豆许血，逐左右刺，皆须慎酒、面、毒物。"

除此以外，《备急千金要方》还载有两卷针灸治疗内容，其中卷三十《针灸下·头面》专立"喉咽病""喉痹"：

风府、天窗、劳宫，主喉嗌痛。

扶突、天突、天溪，主喉鸣，暴忤气哽。

少商、太冲、经渠，主喉中鸣。

鱼际，主喉中焦干。

水突，主喉咽肿。

液门、四渎，主呼吸气短，咽中如息肉状。

间使，主嗌中如扼。（《甲乙》作行间。）

少冲，主咽中酸。

少府、蠡沟，主嗌中有气如息肉状。

中渚、支沟、内庭，主嗌痛。

复溜、照海、太冲、中封，主嗌干。

前谷、照海、中封，主咽偏肿，不可以咽。

涌泉、大钟，主咽中痛，不可纳食。

然谷、太溪，主嗌内肿，气走咽喉而不能言。

风池，主咽喉偻引，项寧不收。

完骨、天牖、前谷，主喉痹，颈项肿，不可俯仰，颊肿引耳后。

中府、阳交，主喉痹，胸满塞，寒热。

天容、缺盆、大杼、膈俞、云门、尺泽、二间、厉兑、涌泉、然谷，主喉痹哽咽，寒热。

天鼎、气舍、膈俞，主喉痹噎哽，咽肿不得消，食饮不下。

天突，主喉痹，咽干急。

璇玑、鸠尾，主喉痹咽肿，水浆不下。

三间、阳溪，主喉痹，咽如哽。

大陵、偏历，主喉痹嗌干。

神门、合谷、风池，主喉痹。

三里、温溜、曲池、中渚、丰隆，主喉痹，不能言。

关冲、窍阴、少泽，主喉痹，舌卷口干。

凡喉痹，胁中暴逆，先取冲脉，后取三里、云门，各泻之，又刺手小指端出血，立已。

3.《黄帝明堂灸经》

《黄帝明堂灸经》虽然未单列咽喉病篇，但介绍了一些能够治疗咽喉病的穴位。

二间二穴，在手大指次指本节前陷者中，灸三壮。主喉痹咽肿，多卧喜睡，鼻衄，及口眼斜。

天顶二穴，在项缺盆直扶突气舍后一寸陷者中。灸七壮。主暴喑，咽肿，饮食不下，及喉中鸣。

天窗二穴，在曲颊下扶突后，动脉应有陷者中。灸三壮。主耳鸣聋无所闻，颊肿喉中痛，暴喑不能言，及肩痛引项不得顾。

温溜二穴……吐舌鼓颔，狂言，喉痹不能言。

小儿急喉痹，灸天突穴一壮，在项结喉下三寸两骨间。炷如小麦大。

（四）两宋时期

1.《铜人腧穴针灸图经》

针灸医家王惟一的《铜人腧穴针灸图经》中治疗咽喉疾病的腧穴有64个。如"浮白二穴在耳后入发际一寸、足太阳少阳之会，治发寒热、喉痹……治之针入五分，可灸七壮""气舍二穴在颈直人迎侠天突陷中，足阳明脉气所发，治喉痹、咽肿，针入三分，可灸三壮"。王惟一的叙述使人们对于经络及腧穴的作用更为了解。

云门：治喉痹，胸中烦满。

尺泽：喉痹，上气，舌干，咳嗽唾浊。

经渠：胸中膨膨痛，喉痹，掌中热，咳嗽上气，数欠。

太渊：振寒咽干，狂言口僻。

鱼际：喉中干燥，寒栗鼓颔。

少商：寒栗鼓颔，喉中鸣。以三棱针刺之，微出血，泄诸脏热凑。唐刺史成君绰，忽腮颔肿大如升，喉中闭塞，水粒不下三日，甄权针之立愈，不宜灸。

二间：治喉痹颔肿。

三间：治喉痹，咽中如梗，下齿龋痛。

合谷：喉痹瘘臂面肿，唇吻不收，喑不能言，口噤不开。

阳溪：寒热疟疾，喉痹耳鸣。

偏历：齿龋喉痹嗌干，鼻衄鲥血。

温溜：癫疾吐涎，狂言见鬼，喉痹而虚肿。

曲池：喉痹不能言，胸中烦满。

天鼎：治暴喑气哽，喉痹咽肿不得息，饮食不下，喉中鸣。

扶突：治咳嗽多唾，上气咽引喘息，喉中如水鸡鸣。

地仓：治偏风口㖞，目不得闭，失喑不语，饮食不收，水浆漏落，眼睭动不止。

人迎：治吐逆霍乱，胸满喘嗯不得息，项气闷肿，食不下。

水突：治咳逆上气，咽喉痛肿，呼吸短气，喘息不得。

气舍：治咳逆上气，瘤瘿喉痹咽肿，颈项强不得回顾。

缺盆：缺盆中痛，汗出喉痹咳嗽。

下廉（下巨虚）：喉痹，骺肿足跗不收。

丰隆：喉痹不能言。

内庭：振寒咽中引痛，口齿龋痛，疟，不嗜食。

厉兑：喉痹，齿龋，恶风，鼻不利，多惊，好卧。

天溪：咳逆上气，喉中作声。

极泉：咽干烦渴，臂肘厥寒。

灵道：暴喑不能言。

通里：苦呕喉痹，少气遗溺。

神门：咽干，不嗜食，心痛，数噫，恐悸。

少冲：胸中痛，口中热，咽中酸，乍寒乍热。

少泽：治疟寒热汗不出，喉痹舌强，口干心烦。

前谷：耳鸣，颔肿喉痹，咳嗽衄血。

天窗：治耳鸣聋无所闻，颊肿喉中痛，暴不能言，肩痛引项，不得回顾。

天容：治喉痹寒热，咽中如鲠。

大杼：脊强喉痹，烦满风劳气咳嗽。

膈俞：热病汗不出喉痹，腹中积癖，默默嗜卧。

胆俞：口苦舌干，咽中痛，食不下。

涌泉：咳嗽身热喉痹，胸胁满目眩。

然谷：治咽内肿，心恐惧如人将捕…喉痹淋沥。

大钟：胸胀喘息舌干，咽中食噎不得下，善惊恐不乐，喉中鸣，咳唾血。

照海：治嗌干，四肢懈堕。

（腹）通谷：治失欠口㖞，食饮善呕，暴不能言。

天池：上气胸中有声，喉中鸣。

间使：喑不得语，咽中如鲠。

大陵：喉痹口干，身热头痛，短气胸胁痛。

劳宫：在掌中央动脉中，以屈无名指取之，手厥阴脉之所流也，为荥治中风善怒，悲笑不提，手痹，热病三日汗不出，怵惕，胸胁痛不可转侧，大小便血，衄血不止，气逆呕哕烦渴，食饮不下，大小人口中腥臭，胸胁支满，黄疸目黄。可灸三壮。

关冲：治喉痹舌卷口干，头痛霍乱，胸中气噎不嗜食，臂肘痛不可举，目生翳膜，视物不明。

液门：治惊悸妄言，咽外肿，寒厥手臂痛。

中渚：治热病汗不出，目眩头痛耳聋，目生翳膜，久疟咽肿。

支沟：口噤不开，暴哑不能言。

三阳络：耳卒聋，齿龋，暴喑不能言。

浮白：发治寒热喉痹。

完骨：喉痹，颊肿。

阳交：治寒厥，惊狂，喉痹。

（足）窍阴：喉痹舌强口干。

行间：嗌干烦渴，瞑不欲视。

蠡沟：咽中闷如有息肉状，背拘急不可俯仰。

膝关：治风痹，膝内痛引髌，不可屈伸，喉咽中痛。

曲泉：少腹痛引喉咽。

鸠尾：喉痹，咽雍，水浆不下。

璇玑：治胸支满痛，喉痹咽肿，水浆不下。

天突：喉中状如水鸡声，肺痈，咳唾脓血，气咽干，舌下急，喉中生疮，不得下食，灸亦得，即不及针，其下针直，横下不得，低手即五脏之气伤人。

哑门：治颈项强，舌缓不能言。

风府：治头痛，颈急不得回顾，目眩，鼻衄，喉咽痛，狂走，目妄视。

2.《针灸资生经》

王执中编著的《针灸资生经》全书分"咽喉肿痛（生疮）""喉咽鸣（杂病）""咽喉干""喉痹"4篇论述咽喉病，并对一种疾病有多种针灸治疗方法，辑录了大量前人治疗该病的腧穴，包括《黄帝明堂灸经》《铜人腧穴针灸图经》《针灸甲乙经》《备急千金要方》《外台秘要》《普济本事方》等书，以及秦承祖、许希等人和当时民间所用腧穴，无不兼收并蓄。

风府：治咽喉痛。

胆俞：治咽痛，食不下。

风府、天窗、劳宫：主喉嗌痛。

中渚、支沟、内庭：主嗌痛。

涌泉、大钟：主咽中痛，不可纳食。

间使：主嗌中如扼。

膝关：治喉咽痛。

天窗：治喉痛。

水突：主喉咽肿。

前谷、照海、中封：主嗌偏肿，不可咽。

中封等：主喉肿。

然谷、太溪：主嗌内肿，气走咽喉，不能言。

喉肿，胸胁支满：灸尺泽百壮。

人迎：治咽喉痛肿。

太溪、中渚：治咽肿。

璇玑：治喉痹咽肿，水浆不下。

液门：治咽外肿，寒厥，臂痛不能上下。

然谷：治咽内肿。

水突、气舍：治咽肿上气。

天突：治喉中生疮，不得下食。

璇玑：疗喉痹咽痛，水浆不下。

扶突、天突、太溪：主喉鸣，暴忤气哽。

少商、太冲、经渠：主喉中鸣。

鱼际：主喉中焦干，咽冷声破，灸天瞿五十壮。

天突、扶突：治喉中如水鸡声。

天溪：治喉中作声。

大钟、大包：主喉鸣。

天突：治喉内如水鸡声。

阳陵泉、天池、膻中：疗喉鸣。

小儿喉中鸣，咽乳不利：灸璇玑三壮。

掖门、四渎：主呼吸短气，咽中如息肉状。

少府、蠡沟：主嗌中有气，如息肉状。

然谷、太溪：主嗌内肿，气走咽喉。

极泉、太渊、偏历、太冲、天突：治咽干。

鱼际：治喉干燥，寒栗鼓颔，咳引尻痛溺出，呕血。

行间：治咽干烦渴。

神门：治咽干不嗜食。

照海：治嗌干，四肢惰，善悲不乐。

少冲：治咽酸。

鱼际：疗喉焦干。

太溪、少泽：主咽干。

复溜、照海、太冲、中封：主嗌干。

喉痹，胁中暴逆：先取冲脉，后取三里、云门，各泻之，又刺手小指端出血，立已。

三里、温溜、曲池、中渚、丰隆：主喉痹不能言。

神门、合谷、风池：主喉痹。

完骨、天牖、前谷：主喉痹，颈项肿，不可俯仰，颊肿引耳后。

璇玑、鸠尾：主喉痹咽肿，水浆不下。

天鼎、气舍、膈俞：主喉痹哽噎，咽肿不得消，食饮不下。

涌泉、然谷：主喉痹，哽咽寒热。

中府、阳交：主喉痹，胸满塞，寒热。

天容、缺盆、大杼、膈俞、云门、尺泽、二间、厉兑、涌泉、然谷：主喉痹哽咽，寒热。

三间、阳溪：主喉痹，咽如哽。

天突：主喉痹，咽干急。

大陵、偏历：主喉痹嗌干。

关冲、窍阴、少泽：主喉痹，舌卷口干。

喉痹，气逆咳嗽，口中涎唾，灸肺俞七壮，亦可随年壮，至百壮。

阳辅、阳交、厉兑、下廉、然谷、经渠、完骨、膈俞、缺盆、气舍、云门、阳溪、合谷、温溜、中府、浮白治喉痹。

大杼：治喉痹烦满。

天容：治喉痹寒热，咽中如鲠。

天鼎：治喉痹咽肿，不得食饮，食不下，喉鸣。

前谷：治颔肿喉痹。

二间：治喉痹，颔肿，肩背痛，振寒。

曲池：治喉痹不能言。

窍阴：治喉痹，舌强，口干，肘不举。

少泽：治喉痹，舌强口干，心烦。

大陵：治喉痹，口干，身热头痛，短气，胸胁痛。

浮白：疗寒热喉痹。

膈俞，经渠：疗喉痹。

二间：疗喉痹，咽如有物伤，忽振寒。

小儿急喉痹：灸天突一壮。

3.《扁鹊心书》

"由肺肾气虚，风寒客之，令人颐颔粗肿，咽喉闭塞，汤药不下，死在须臾者，急灌黄药子散，吐出恶涎而愈。此病轻者治肺，服姜附汤，灸天突穴五十壮亦好；重者服钟乳粉，灸关元穴，亦服姜附汤。"

列举3个验案：

"一人患喉痹，痰气上攻，咽喉闭塞，灸天突穴五十壮，即可进粥，服姜附汤，一剂即愈，此治肺也。"

"一人患喉痹，颐颔粗肿，粥药不下，四肢逆冷，六脉沉细。急灸关元穴二百壮，四肢方暖，六脉渐生，但咽喉尚肿，仍令服黄药子散，吐出稠痰一合乃愈，此治肾也。"

"一人患喉痹，六脉细，余为灸关元二百壮，六脉渐生。一医曰：此乃热证，复以火攻，是抱薪救火也。遂进凉药一剂，六脉复沉，咽中更肿。医计穷，用尖刀于肿处刺之，出血一升而愈。盖此证忌用凉药，痰见寒则凝，故用刀出其肺血，而肿亦随消也。"

说明喉痹的病机不全在热，不只因肺气虚，且与肾气虚有关，重视灸法，治疗中灸药结合，危急时采用刺血法，提高治疗效果。

4.《备急灸法》

闻人耆年的《备急灸法》讲述了针灸治疗各种急重症的方法，其书中记载了急喉痹的抢救方法。

"急喉痹，舌强不能言，须臾不治即杀人。宜急于两手小指甲后各灸三壮，炷如绿豆大。"

闻人耆年的急救方法在当时解救了患者的生命危机，对于现代来讲仍是一种应掌握的方法。

（五）金元时期

金元时期，有"金元四大家"之称的刘完素、张从正、李东垣、朱丹溪从不同方面对咽喉疾病诊治做出了贡献。

1.《河间六书》

"喉痹，痹，不仁也，俗作闭，犹闭塞也，火主肿胀，故热客上焦而咽嗌肿胀也。"

2.《儒门事亲》

张从正提出了咽喉之病皆属于"火"的观点。在《儒门事亲》卷三专列"喉舌缓急砭药不同解"篇，重点阐述咽喉疾病与经络、脏腑的关系，并详细阐述其诊治和用药。在分析咽喉疾病病因时强调"火"，提出"龙火""君火""相火"。

"然《内经》何为独言一阴一阳结为喉痹？盖君相二火独胜，则热结正络，故痛且速也。余谓一言可了者，火是也。故十二经中言嗌干嗌痛，咽肿颔肿，舌本强，皆君火为之也。唯喉痹急速，相火之所为也。"

他还提出治疗上述使用汤药，亦重用针灸，每遇急症必须及时使用刺血疗法，对于病情轻缓者可用灸法。

"今之医者，皆有其药也，如薄荷、乌头、僵蚕、白矾、朴硝、铜绿之类也。至于走马喉痹，何待此乎？其生死人反掌之间耳！其最不误人者，无如砭针出血，血出则病已。""大抵治喉痹，用针出血，最为上策。但人畏针，委曲旁求，瞬息丧命……《铜人》中亦有灸法，然痛微者可用，病速者，恐迟则杀人。故治喉痹之火，与救火同，不容少待。"

《儒门事亲·喉闭》载："夫男子妇人，喉闭肿痛不能言，刺两手大拇指去爪甲如韭叶，是少商穴。少商是肺经之井穴也，以铦针刺，血出立愈。如不愈，以温白汤口中含漱，是以热导热也。"

载医案1例：

《儒门事亲·火形》："一妇人病咽喉肿塞，浆粥不下，数日肿不退，药既难下，针亦无功。戴人以当归荆芥甘草煎，使热漱之，以冷水拔其两手。不及五六日，痛减肿消，饮食如故。咽喉之病甚急，不可妄用针药。"

按：咽喉肿塞，乃脏腑气血失调，风热客于喉间，气机不畅，聚结而成。病至服药不下，针刺无效，故以含漱之法治其外，以当归活血消痹，荆芥疏表利咽喉，甘草泻火利咽止痛，共奏清热消肿之功。因手少阴心经和手少阳三焦经皆为络于咽喉之脉，君相二火独胜，则热结咽喉之络，故痛且速，以冷水洗拔其手，亦泻二经之火，火退肿消。

3.《东垣十书》

李东垣治疗咽喉病依据其"阴火炽盛"的内伤热中理论，治阴火重在散火、泻火，但都辅以补益脾胃的药物，弥补了刘河间和张从正治法的不足，使火热证治更加完善。

《东垣十书》："喉闭刺手足少阳井，即关冲、窍阴。""喉闭乳蛾，取少商，针入一分。卧针，向后三分。"

4.《丹溪心法》

朱氏认为喉痹是虚火上炎所致，并用养阴降火的方法治疗喉痹。《丹溪心法·缠喉风喉痹》曰："喉痛，必用荆芥，阴虚火炎上必用玄参。"运用玄参治疗慢喉痹一直为后世所沿用。朱氏在《丹溪心法》又指出火毒之邪，可煎熬津液成痰，使肺胃津液干枯，痰火互结，燔灼咽喉而为病。故后世治疗乳蛾常用清热化痰之法。

金元四大家丰富了咽喉病的诊治、针灸治疗咽喉病的理论，对针灸治疗咽喉病产生了较大的影响。

5.《针经指南》

窦汉卿的《针经指南》中多篇涉及咽喉病。

《针经指南·针经标幽赋》："心胀咽痛，针太冲而必除；脾痛胃疼，泻公孙而立愈。"

《针经指南·定八穴所在》："临泣穴主治二十五证……咽喉肿痛，三焦……先取临泣，后取外关""后溪二穴主治二十四证……咽喉闭塞，肾肺胃……喉痹，肾肝……先取后溪，后取申脉""列缺穴主治三十一证……咽喉肿痛，胃……先取列缺，后取照海""照海二穴主治二十九证，喉咙闭塞，胃……先取照海，后取列缺"。

6.《扁鹊神应针灸玉龙经》

《扁鹊神应针灸玉龙经·天星十一穴歌诀》："曲池曲肘里，曲著陷中求……喉闭促欲绝，发热竟无休，遍身风隐疹，针灸必能瘳。""合谷名虎口，两指岐骨间……喉禁不能言，针著量深浅，令人便获安。"

《扁鹊神应针灸玉龙经·六十六穴治证》：

少商：治咳嗽喘逆，咽喉壅闭，双蛾，枯楼风。

二间：治肩背强痛以惊，喉痹，鼻衄，牙痛。

三间：治胸满，肠鸣泄泻，喉痹咽干，气喘唇焦，牙痛齿龋。孕妇勿用。

偏历：治疟寒热无汗，目昏耳鸣，口呙，手痛，喉痹，衄衊，水蛊，小便不利。

少泽：治项急，咳嗽，喉痹，舌疮，目赤，妇人无乳并乳痈。

后溪：耳聋目痛，喉痹，五痫，五淋。

间使：呕逆胸满，咽痛臂疼。

关冲：治头痛，喉痹，目痛，臂急肘疼。

中渚：头痛，耳聋，目赤，喉痹，肘臂挛急，五指难伸及小儿目涩羞明。

临泣：面痒，目赤眵泪，耳聋，喉痹牙痛，失饥伤饱，四肢浮肿，面黄肌瘦，气血不和。

阳陵泉：治筋病，中风半身不遂，腰腿膝脚诸病，喉痹，风痰，便毒。

阳交：治寒厥惊狂，胸满，面肿喉痹，膝骺麻痹。

厉兑：治热病无汗如疟，尸厥，口噤，腹胀，多睡，面肿，喉痹，牙疼。

三里：治男女百病，五劳七伤，脾胃诸气、诸疾，诸蛊，诸眼疾，喉痹，风寒诸疼痛。

丰隆：心腹气痛，大小便难，寒喘嗽急，喉痹气逆。

照海：治伤寒发热，咽喉肿痛，头风胸满，腹胀恶心。"

《扁鹊神应针灸玉龙经·磐石金直刺秘传》：

缠喉风：少商（灸）。

喉闭：少泽、中冲、委中。

急喉闭，舌根强痛，言语不能：少商、三里、合谷（泻）。

《扁鹊神应针灸玉龙经·针灸歌》：

喉闭失音并吐血，细寻天突宜无偏。

阴跷阳维治胎停，照海能于喉闭用。

7.《世医得效方》

危亦林《世医得效方·口齿兼咽喉科·喉病·针灸法》载针灸治疗喉病4穴。

第一穴风府穴，脑后入发际一寸，治咽喉诸证，及毒气归心等项恶证，并皆治之，无有不效，针入四分。

第二穴少商穴，在手大指表近虎口一边指甲与根齐，离爪如韭叶许，针人二分，病甚则入五分，咽喉诸证皆治。

第三穴合谷穴，穴法口授，治牙关不开，则阳灵穴应针，各刺一刺出血，入二分，关窍即开。

第四穴是上星，穴在顶前入发际一寸，治颊肿及缠喉风等证。又气急者，实热针足三里，虚热灸足三里。

根脚咽喉常发者，耳垂珠下半寸近腮骨，灸七壮，二七尤妙，及灸足三里。

8.《子午流注针经》

《子午流注针经》记载典型医案1例。

"范九思疗咽于江夏……守任于江夏，因母之暴患咽中有痛，卒然而长，寒气不通，命医者止可用药治之，勿施针以损之。医曰：咽中气尚不通，岂能用药，药即下之，岂能卒效，故众医不敢措治。寻有医博范九思云：有药，须用未使新笔点之，痛疮即便差。公遂取新笔与之，九思乃以点药上痛，药到则有紫血顿出，渐气通而瘥。公曰：此达神圣之妙矣。公命九思饮，而求其方，九思大笑曰：其患是热毒结于喉中，塞之气不宣通，病以危甚。公坚执只可用药，不可用针，若从公意，则必误命，若不从公意，固不能施治，九思当日，曾以小针藏于笔头中，妄以点药，乃针开其痛而效也，若非如此，何如紫血顿下也。"

（六）明清时期

1.《针灸大全》

《针灸大全·席弘赋》："谁知天突治喉风，虚喘须寻三里中。牙齿肿痛并咽痹，二间阳谿疾怎逃。咽喉最急先百会，太冲照海及阴交。"

《针灸大全·马丹阳天星十二穴并治杂病歌》："太冲足大指，节后二寸中。动脉知生死，能除惊痫疯，咽喉肿心胀，两足不能动。"

《针灸大全·标幽赋》："心胀咽痛，针太冲而必除。"

《针灸大全·窦文真公八法流注·八脉交会八穴歌》："列缺任脉行肺系，阴跷照海膈喉咙。"

《针灸大全·八法主治病证》："咽喉闭塞，水粒不下。天突一穴，商阳二穴，照海二穴，十宣十穴。双鹅风，喉闭不通。此乃心肺二经热。少商二穴，金津一穴，玉液一穴，十宣十穴。单鹅风，喉中肿痛。肺三焦经热，关冲二穴，天突一穴，合谷二穴。"

2.《神应经》

《神应经·咽喉部》被《针灸聚英》《针灸大成》等书籍收录.有关咽喉病的取穴方案有：

喉痹：颊车、合谷、少商、尺泽、经渠、阳溪、大陵、二间、前谷。

鼓颔：少商。

咽中如鲠：间使、三间。

咽肿：中渚、太溪。

咽外肿：液门。

咽痛：风府。

咽食不下：灸膻中。

咽中闭：曲池、合谷。

咽喉肿痛闭塞，水粒不下：合谷、少商，兼以三棱针手大指背，头节上，甲根下，排三针。

双蛾：玉液、金津、少商。

单蛾：少商、合谷、廉泉。

咽喉肿闭甚者：以细三棱针，藏于笔管中，戏言以没药点肿瘭处，乃刺之。否则病患恐惧，不能愈疾。

3.《针灸聚英》

云门：主气上冲心，胸胁彻背痛，喉痹，肩背痛，臂不得举，瘿气。

尺泽：主喉痹，上气呕吐，口舌干，咳嗽唾浊。

孔最：主吐血，失音，咽肿痛，头痛。

经渠：主胸满膨膨，喉痹，掌中热，咳逆上气。

太渊：主振寒咽干，狂言口癖。

鱼际：主喉中干燥，寒栗鼓颔，咳引尻痛，溺出。

少商：主寒栗鼓颔，喉中鸣，小儿乳蛾。唐刺史成君绰忽颔肿大如升，喉中闭塞，水粒不下三日，甄权以三棱针刺之，微出血，立愈，泄脏热也。

二间：主喉痹，颔肿，肩背臑痛，鼻衄衄血。

三间：主喉痹，咽中如梗。

合谷：主喉痹，面肿，唇吻不收，喑不能言，口噤不开，偏风，风疹痂疥，偏正头痛，腰脊内引痛，小儿单乳蛾。

阳溪：主寒热疟疾，寒嗽呕沫，喉痹，耳鸣。

偏历：主咽喉干，喉痹，耳鸣。

温溜：主吐舌，口舌痛，喉痹。

三里：主霍乱遗失，失音，齿痛，颊颔肿，瘰疬。

曲池：主喉痹不能言，胸中烦满，臂膊疼痛。

天鼎：主喉痹嗌肿，不得食，饮食不下，喉鸣。

扶突：主咳嗽多唾，上气，咽引喘息，喉中如水鸡声，暴喑气哽。

地仓：主失音不语，饮水不收，水浆漏落。

大迎：主风痉口喑痖，口噤不开舌强舌缓不收，不能言。

人迎：主吐逆霍乱，胸中满，喘呼不得息，咽喉痈肿。

水突：主咳逆上气，咽喉痈肿，呼吸短气，喘息不得卧。

气舍：主咳逆上气，肩肿不得顾，喉痹哽噎，咽肿不消，食饮不下。

缺盆：主息奔，胸满，喘息，水肿，瘰疬，喉痹，汗出，寒热。

髀关：主股内筋络急，不屈伸，小腹引喉痛。

三里：主口僻，乳肿，喉痹不能言，胃气不足。

下巨虚：主风湿痹，喉痹。

丰隆：主喉痹不能言，登高而歌，弃衣而走。

内庭：主振寒，咽中引痛。

厉兑：主面肿，足胻寒，喉痹。

灵道：主心痛，干呕，悲恐，相引瘛瘲，肘挛，暴喑不能言。

通里：主目眩头痛，……暴喑不言，目痛，心悸，肘臂臑痛，苦呕，喉痹。

神门：主咽干不嗜食，呕血吐血，振寒上气，遗溺失音。

少冲：主口中热，咽中酸。

少泽：主疟寒热汗不出，喉痹舌强，口干心烦。

前谷：主喉痹，颊肿引耳后。

听会：主失音，癫疾。

胆俞：主口苦舌干咽痛，干呕吐。

涌泉：主舌干咽肿，上气嗌干……喉闭，舌急失音，卒心痛，喉痹……咽中痛不可纳食，喑不能言。

然谷：主咽内肿，不能内唾，时不能出唾……咳唾血，喉痹。

太溪：主咽肿唾血。

大钟：主少气不足，舌干，咽中食噎不得下，善惊恐不乐，喉中鸣。

照海：主咽干，心悲不乐。

（腹）通谷：主失欠口呿，食饮善呕，暴喑不能言。

间使：主喑不得语，咽中如梗。

大陵：主热病汗不出……喉痹，口干，身热头痛。

关冲：主喉痹喉闭，舌卷口干。

液门：主惊悸妄言，咽外肿。

中渚：主咽肿。

支沟：主口噤不开，暴喑不能言。

三阳络：主暴喑哑。

天井：主嗌肿，喉痹汗出，目锐眦痛，颊肿痛。

瞳子髎：主头痛喉闭。

浮白：主颈项瘿，痛肿不能言，肩臂不举，发寒热，喉痹。

窍阴：主头项颔痛引耳嘈嘈，耳鸣无所闻……舌强胁痛，咳逆喉痹。

完骨：主喉痹齿龋。

阳交：主喉痹面肿。

阳辅：主喉痹，马刀挟瘿。

悬钟：主喉痹，颈项强。

窍阴：主喉痹，舌强口干。

膝关：主风痹，膝内廉痛引膑，不可屈伸，咽喉中痛。

曲泉：主小腹痛引咽喉。

风府：主中风，舌缓不语……咽喉肿痛。

鸠尾：主噫喘，喉鸣，胸满咳呕，喉痹咽肿，水浆不下。

华盖：主喘急上气，咳逆哮嗽，喉痹咽肿，水浆不下。

璇玑：主胸胁支满痛，咳逆上气，喉鸣喘不能言，喉痹咽痛，水浆不下。

天突：主面皮热，上气咳逆，气暴喘，咽肿咽冷，声破，喉中生疮，喉猜猜，咯脓血，喑不能言，身寒热，颈肿，哮喘，喉中鸣，翁翁如水鸡声，胸中气梗梗。

承浆：主暴喑不能言。"

另列专篇论述咽喉病的治疗：

《针灸聚英》卷二《治例·杂病·喉痹》："针合谷、涌泉、天突、丰隆；灸初起傍灸之，盖亦凿窍使外泄也，头肿针曲池穴。

《针灸震英》卷二《玉机微义针灸证治·喉痹》："刘氏曰……火热喉痹，急用吹药点，刺少商、合谷、丰隆、涌泉、关冲等穴。"

4.《云林神彀》

龚廷贤《云林神彀》载有灸喉痹法。

"灸耳垂下三壮，神功。又法灸阳池二穴三壮，灸讫，扯头发三下。"

5.《针灸大成》

《针灸大成·针灸直指·缪刺论》："邪客于手少阳之络，令人喉痹，舌卷，口干，心烦，臂外廉痛，手不及头，刺手小指次指爪甲上，去端如韭叶，各一痏（关冲穴，痏疮也），壮者立已，老者有顷已，左取右，右取左，此新病，数日已。"

《针灸大成·席弘赋》："谁知天突治喉风，虚喘须寻三里中。牙疼腰痛并咽痹，二间阳溪疾怎逃。咽喉最急先百会，太冲照海及阴交。"

《针灸大成·长桑君天星秘诀歌》："牙疼头痛兼喉痹，先刺二间后三里。"

《针灸大成·马丹阳天星十二穴治杂病歌》："内庭：能治四肢厥，喜静恶闻声，瘾疹咽喉痛。曲池：喉闭促欲死，发热更无休。太冲：咽喉并心胀，两足不能行。"

《针灸大成·十二经治症主客原经》："太阴多气而少血，心胸气胀掌发热，喘咳缺盆痛莫禁，咽肿喉干身汗越，肩内前廉两乳疼，痰结膈中气如缺，所生病者何穴求，太渊、偏历与君说。

阳明大肠侠鼻孔，面痛齿疼腮颊肿，生疾目黄口亦干，鼻流清涕及血涌，喉痹肩前痛莫当，大指次指为一统，合谷、列缺取为奇，二穴针之居病总。

三焦为病耳中聋，喉痹咽干目肿红，耳后肘疼并出汗，脊间心后痛相从，肩背风生连膊肘，大便坚闭及遗癃，前病治之何穴愈，阳池、内关法理同。"

《针灸大成·八脉图并治症穴》：

咽喉闭塞：少商、风池、照海、颊车。

项强伤寒不解，牙齿腮肿喉咽，手麻足麻破伤牵，盗汗后溪先砭。

咽喉闭塞，水粒不下：天突、商阳、照海、十宣。

双蛾风，喉闭不通：少商、金津、玉液、十宣。

单蛾风，喉中肿痛：关冲、天突、合谷。

《针灸大成》中可治疗咽喉病的经穴：

云门：喉痹，肩痛臂不举，瘿气。

尺泽：手臂不举，喉痹，上气呕吐，口干。

孔最：吐血，失音，咽肿头痛。

经渠：主疟寒热，胸背拘急，胸满膨，喉痹，掌中热。

太渊：振寒，咽干。

二间：主喉痹，颔肿，肩背痛。

三间：主喉痹，咽中如梗，下齿龋痛。

合谷：耳聋，喉痹，面肿。

阳溪：寒嗽呕沫，喉痹，耳鸣，耳聋。

偏历：寒热疟，癫疾多言，咽喉干，喉痹，耳鸣，风汗不出。

温溜：风逆四肢肿，吐舌，口舌痛，喉痹。

曲池：风瘾疹，喉痹不能言，胸中烦满。

天鼎：主暴喑气哽，喉痹嗌肿，不得息，饮食不下，喉中鸣。

扶突：主咳嗽多唾，上气，咽引喘息，喉中如水鸡声，暴喑气哽。

人迎：主吐逆霍乱，胸中满，喘呼不得息，咽喉臃肿，瘰疬。

水突：主咳逆上气，咽喉臃肿，呼吸短气，喘息不得卧。

气舍：主咳逆上气，颈项强不得回顾，喉痹哽噎，咽肿不消，瘿瘤。

缺盆：喉痹，汗出寒热，缺盆中肿。

髀关：主腰痛，足麻木，膝寒不仁，痿痹，股内筋络急，不屈伸，小腹引喉痛。

三里：口僻，乳肿，喉痹不能言，胃气不足。

下廉（下巨虚）：热风冷痹不遂，风湿痹，喉痹。

丰隆：足青身寒湿，喉痹不能言，登高而歌，弃衣而走，见鬼好笑。气逆则喉痹卒喑，实则癫狂，泻之。

内庭：振寒，咽中引痛。

厉兑：面肿，足胻寒，喉痹，上齿龋，恶寒鼻不利。

通里：苦呕喉痹，少气遗溺。

少泽：主疟寒热，汗不出，喉痹舌强。

前谷：颈项肿，喉痹，颊肿引耳后。

天窗：耳聋颊肿，喉中痛，暴喑不能言。

天容：主喉痹寒热，咽中如梗，瘿颈项痛。

胆俞：主头痛，振寒汗不出，腋下肿胀，口苦舌干，咽痛干呕吐。

涌泉：舌干咽肿，上气嗌干……喉闭舌急失音，卒心痛，喉痹。《千金翼》：足下冷至膝，咽中痛不可纳食，喑不能言。

然谷：主咽内肿，不能内唾……咳唾血，喉痹，淋沥白浊。

太溪：咽肿唾血。

大钟：舌干、咽中食噎不得下。

照海：主咽干，心悲不乐，四肢懈惰。

大陵：狂言不乐，喉痹，口干，身热头痛。

关冲：主喉痹喉闭，舌卷口干，头痛。

液门：主惊悸妄言，咽外肿。

中渚：久疟，咽肿。

天井：风痹，耳聋嗌肿，喉痹汗出。

瞳子髎：内眦痒，头痛，喉闭。

浮白：发寒热，喉痹，咳逆痰沫。

（头）窍阴：咳逆喉痹，口中恶苦之。

完骨：小便赤黄，喉痹齿龋，口眼㖞斜。

阳交：寒厥惊狂，喉痹，面肿。

阳辅：喉痹，马刀挟瘿。

悬钟：喉痹，颈项强。

（足）窍阴：转筋，痈疽，头痛心烦，喉痹，舌强口干，肘不可举。

蠡沟：咽中闷如有息肉。

膝关：主风痹，膝内廉痛引膑，不可屈伸，咽喉中痛。

曲泉：小腹痛引咽喉。

风府：主中风，舌缓不语，振寒汗出，身重恶寒，头痛，项急不得回顾，偏风半身不遂，鼻衄，咽喉肿痛，伤寒狂走欲自杀，目妄视。

鸠尾：噫喘，喉鸣，胸满咳呕，喉痹咽肿，水浆不下。

膻中：喉鸣喘嗽，不下食。

华盖：咳逆哮嗽，喉痹咽肿，水浆不下，胸胁支满痛。

璇玑：喉痹咽痛，水浆不下。

天突：上气咳逆，气暴喘，咽肿咽冷，声破，喉中生疮，喉猜猜喀脓血，喑不能言，身寒热。"

《针灸大成·咽喉门》：

喉痹：颊车、合谷、少商、尺泽、经渠、阳溪、大陵、二间、前谷。

鼓颔：少商。

咽中如梗：间使三间。

咽肿：中渚太溪。

咽外肿：液门。

咽食不下：灸膻中。

咽中闭：曲池、合谷。

咽喉肿痛，闭塞、水粒不下：合谷、少商，兼以三棱针刺手大指背头节上甲根下，排刺三针。

双蛾：玉液、金津少商。

单蛾：少商合谷廉泉。

《针灸大成》治咽喉病医案：

辛未夏，刑部王念颐公，患咽嗌之疾，似有核上下于其间，此疾在肺膈，岂药饵所能愈。东皋徐公推余针之，取膻中、气海，下取三里二穴，更灸数十壮，徐徐调之而痊。

6.《重楼玉钥》

清代郑梅涧著《重楼玉钥》，是著名的中医喉科临证专著，也是我国首部中医喉科针灸专著。上卷内容17篇，分别阐述咽喉的解剖部位、生理、病理、诊断和预后，危急重症、不治之症，以及喉科疾病的病名、病位、症状和治疗用药。列喉科36种喉风名称、发病部位、症状演变、施治用药。下卷内容39篇，论述针刺的手法、要领和补泻的诸则；详述治喉病常用73个腧穴的部位、取穴、进针、出针等针刺操作方法及功用和主治等；提出了针灸治疗咽喉口齿唇舌疾病的"开风路针""破皮针"和"气针"三针学说。书中的"喉风"泛指咽喉与口齿唇舌疾病，其中又喉风、咽疮风、鱼鳞风、双松子风、单松子风、帝中风、双鹅风、单鹅风、双燕口风、单燕口风、重舌风、夺食风等12种当属狭义之咽喉病，书中另有慢喉风、白缠喉亦属咽喉病。书中对每一病症的治疗有针有药，详述其使用顺序、方药，并明确提示针（刀）禁忌。全书最有特色针灸疗法是"三针学说"即开风路针、破皮针和气针。

《重楼玉钥·喉风针诀》："气针诚为诸药之先锋，乃喉风之妙诀。功效可胜言哉！凡临诸症，先从少商、少冲、合谷，以男左女右，各根据针法刺之。若病重者，再从囟会、前顶、百会、后顶、风府、颊车、风池诸穴针之，留肩井、尺泽、曲泽、小海、少海、商阳、中冲、照海、足三里、隐白诸穴，看病势轻重用之，不可一时针尽。如遇喉风极重之症，方可周身用针，开通周身经络，使风热结邪得杀其势，而气血遂能流利运行，佐以奇药内治，自无不神效。若针路无血，乃风热壅塞，则受郁邪日深，最为险症，多致不救。是科临症，每于针下便能判断吉凶，有心究此，宜细思详察焉。"

《重楼玉钥·诸症针刺要穴》："喉痹、又喉、缠喉、斗底：天突、廉泉、后顶、风府、风池、合谷、商阳、中冲、少泽、少商、然谷、照海、三阳交、足三里；双单乳蛾、燕口：后溪、少冲、少商、合谷、风池；牙关紧闭、口眼歪斜、搜牙悬：颊车、承浆、合谷、鱼际、足三里。枢扶氏曰：以上诸穴，皆急治喉风等症之要穴法也，其余诸穴，切勿妄行针灸，必须谨遵古法，庶不有误，慎之慎之。"

7.《尤氏喉科秘书》

"且治喉症，最忌发汗，误人不浅。或针砭出血，已具汗意，但凡寒伤于肾，及帝中肿者，切不宜针。至如内伤虚损，咽喉失音，无法可治矣"。从中可知使用针灸法需因症施治，而不是泛用。

第二节　针灸治疗咽喉病的现代临床经验

1.《绘图针灸传真》

赵熙、孙秉彝、王秉礼合编于1923年。包括4部分：《绘图针灸传真》2卷，总论针灸操作法、宜忌等，并列伤寒、斑疹、水肿等病治法；《绘图针灸传真内经刺法》2卷则援引《内经》精华，并作注解；《绘图针灸传真名医刺法》采择古代名医针法作为治病取穴依据；《绘图针灸传真考正穴法》2卷辨经络，绘图形，订正他书错讹。

关于咽喉病的论述有：

（1）刺咽喉：咽喉为肺之关。胃之门，少阴心脉之所络，肝经冲脉之所夹。故咽喉肿痛。未有不关系此四经者。唐容川曰，凡咽痛而声不清利者为肺火。肺主气，气管中痛，故声不清利。咽痛而饮食不利者为胃火。胃上口即食管，食管痛，故饮食不利，咽喉痛而上气颊赤者，肝经冲脉逆上之火也。杨继洲引张戴仁喉痹论曰，手少阴少阳二脉并于喉，气热则内结肿胀，痹而不通则死，后人强立八名，曰单乳蛾、双乳蛾、单闭喉、双闭喉、子舌胀、木舌胀、缠喉风、走马喉闭。热气上行，故传于喉之两旁，为肿为痛，以其形似，故曰乳蛾；一为单，二为双，比乳蛾差小者，曰闭喉；一面为单，两面为双，热结舌下，复生一小舌，曰子舌胀；热结于舌中而为肿，曰木舌胀；木者强而不柔和也，热结于咽喉，肿绕于外，且麻且痛而大者，曰缠喉风；暴发暴死者，曰走马喉闭。名虽不同，总不外热结炎上之理，治之之法，刻不容缓，以其系要害机关，非惟走马喉闭，生死在反掌，即他喉症，亦皆危险可惧，稍有一失治，命多不保。惟所列刺法，仅少商、合谷、丰隆、涌泉、关冲数穴，实未尽针治咽喉之义，夫少商肺之井穴也，此五穴固能治喉，然仅恃此五穴以治喉，恐有不能必效之势，盖火性炎上，各经传达不一，有直接络喉而为肿者，亦有间接上喉而致肿痛者，各经络与咽喉有关系者，皆能致肿痛之疾，故喉症多由肺、胃、心、肝、任、冲各经火热所成。则针治亦按肺、胃、心、肝、任、冲各经施刺，系某经火热所致，则先泻某经之火，故有泻少商、尺泽、经渠、列缺、鱼际而愈者；病在太阴也，有泻合谷、二间、三间、曲池、商阳、阳溪、颊车而愈者；病在阳明也，有泻液门、中渚、关冲、外关、支沟而愈者；病在少阳厥阴也，有泻内关、大陵、间使、中冲而愈者；病在少阴也，有泻天突、中脘或灸膻中而愈者；病在任冲也，病非一经，则刺难预拘，审症辨脉，以为取穴施针之诀，则喉症愈矣。至天突一穴，尤为治喉必针之所，盖天突位于结喉之下，距肿痛处最近，且任脉又为阴脉之总，泻任脉则是泻各阴，故取效最多，见效亦最速，当以此穴针喉症，往往十愈其九，盖泻其近邪，再按经取穴，以除其远邪，则肿无不消，痛无不减矣，《内经》曰："其上气有音者，治其喉中央，在缺盆中者。其病上冲喉者，治其渐者，渐者在侠颐也。"缺盆中，即天突穴也，侠颐，为大迎穴，胃脉也，即此可知刺喉之法矣。

（2）针咽喉有真寒假热之辨：咽喉肿痛，或成双单乳蛾，甚至溃烂流出脓血者，固由热毒上结而成。然火有虚火，不尽实证，常有下焦阴寒积聚，火不归原，孤阳上越而成虚火，致咽喉肿痛塞闭者，投以苦寒良药，服之立毙，用针者不可不审也，拘施常法，未能必效。余等常针一妇人喉症，喉内已成白色蛾形，点水不能下咽，手足厥逆，面青气喘，诊其脉在六次以上，已现雀啄象，颇浮大，俱谓不可为矣，因先针天突及中脘，则针下其平，喘减而呼吸静矣，继又遍针肺、胃、肝、冲各经络，概无效验。忽悟手足厥冷，是阴寒在下，故致孤阳上越而现雀啄脉象，虚火直冲咽喉，是阴阳不交也，下焦若得阳热，则寒化而不隔阳矣，因取针于该妇气海穴上，按法进针，真厚即就所针穴眼上，用艾续灸，灸至十余壮后，该妇腹中作响，诊其脉，变雀啄而为缓象，且问其喉间，亦言较前减痛，因又灸十数壮，则青面突转，两手变温，脉象更较缓矣。似此喉痛，实为真寒假热之证，稍不留意，性命立毙，可见喉症不同，拘于常法者，不可以言治喉，又可见雀啄脉尚可活，惟在医者对症取穴，指下生春耳。

2.《增订中国针灸治疗学》

《增订中国针灸治疗学》是在我国著名针灸学家、教育家承淡安编著的《中国针灸治疗学》第4版的基础上，由孙晏如增订，并改名为《增订中国针灸治疗学》，于1933年出版。其咽喉病的论述有：

三十九、咽喉门

喉风、乳蛾

【病因】咽喉之病，前人分为七十二症，综其要，不外虚实二种。虚者系虚火上炎，实者都由痰火及风热，抑遏而已。

【证象】喉风，咽喉肿红刺痛，痰多不能咽物，甚则咽喉肿塞，汤水不能进一匙。乳蛾则生于蒂丁（小舌头）之旁，形如乳头，红肿疼痛，妨碍饮食，或一边或两边，有肿硬者，有碎腐者，发生猝暴者，多属实火，缓慢者，多为虚火。实者之初起，每有形寒发热，脉则浮滑，虚则无形寒发热，头痛见象。

【治疗】喉闭，少商刺出血。合谷针入四分，留捻二分钟。尺泽针入四分，留捻二分钟。风府针入三分，留捻二分钟。关冲、窍阴各刺出血。照海针入三分，留捻二分钟。

喉痹，颊车针入三分，留捻一分钟。少商针入一分，留捻一分钟。经渠针入三分，留捻一分钟。合谷针入四分，留捻一分钟。尺泽针入四分，留捻二分钟。神门针入三分，留捻一分钟。大陵针入三分，留捻二分钟。足三里针入五六分，留捻二分钟。丰隆针入四分，留捻一分钟。涌泉、关冲、少冲、隐白各刺之。

喉中如梗，间使针入三四分，留捻二分钟。三间针二分，留捻一分钟。咽肿，中渚针入三分，留捻一分钟。太溪针入三分，留捻二分钟。少商刺出血。

咽外肿，液门针入四分，留捻一分钟。

喉痛，风府针入三分，留捻二分钟。液门针入三四分，留捻二分钟。鱼际针入三分，留捻一分钟。

单乳蛾，玉液、金津各刺一针。少商针入一分，留捻一分钟。

双乳蛾，少商针入一分，留捻一分钟。合谷针入四分，留捻二分钟。廉泉针入三分，留捻二分钟。

【助治】表实者宜荆防败毒散，里实者雄黄解毒丸或清咽利膈汤，阴虚者用养阴清肺汤等。按证施治。

【预后】早治者可全十之九。

【备考】《灵枢经》云："足阳明之别，名曰丰隆……其病气逆则喉痹瘁喑。"

《丹溪心法》："喉闭，少商、合谷、尺泽皆针之。"

《医学纲目》："喉痹，因恶血不散故也，砭出恶血最为上策。又喉痹刺手少阴即神门穴。"又云："喉痹取丰隆、涌泉、关冲、少商、隐白、少冲。"

李东垣曰："喉闭，刺少阳井，即关冲、窍阴。"又云："喉痹、乳蛾，取少商、照海。"

《得效方》："咽喉肿痹，针风府，主咽喉诸病，及毒气归心等项恶症，无不效。又针少商，咽喉肿痛皆治之。又针合谷，又针上星治颊肿缠喉风证等。又针足三里。"

附录　名医治验

窦材治一人患喉痹，痰气上攻，咽喉肿塞，灸天突穴五十壮，即可进粥，服姜附汤一剂即愈。此治肺也。

娄全善治一男子喉痹，于太溪穴刺出黑血半盏而愈，由是言之，喉痹以恶血不散故也。凡治此疾，暴者必先发散，发散不愈，次取痰，不愈，次取污血也。

薛立斋治于县尹喉痹，肿痛寒热，此手少阴心火、足少阴相火二经为病，其证最恶，惟刺患处，出血为上。因彼畏针，先以凉膈散服之，药从鼻出，急乃愿刺，则牙关已紧，不可刺，遂刺少商二穴，以手勒去黑血，口即开。乃刺喉间，治以前药，及金锁匙吹之，顿退。又以人参败毒散加芩、连、元参、牛蒡，四剂而平。

一男子咽喉肿闭，牙关紧急，针不能入，先针少商二穴，出黑血，口即开，更针患处，饮清咽利膈散一剂而愈。大抵吐痰针刺皆有发散之意，故效，此症不用针刺，多致不救。

曩岁晏如旅苏，有吴仆患喉痹，肿痛异常，汤饮已难下咽。余师为刺少商并针天容寸许，透过肿处，乃吐出紫血数口，翌日肿痛即愈，晏如亦曾针多人，惟率用天突、少商两穴，复助治以药剂，其效颇速也。

第三节　针灸治疗咽喉病的当代临床经验

针灸治疗咽喉病的现代研究病种主要是急慢性咽炎和急慢性喉炎，研究目标有治疗方法有效性和优效性研究、效应特征与机制研究。采用计算机检索中国知网（CNKI）、万方、维普等中文文献数据库，进行数据挖掘，试图得到一些规律性的结果。

一、急性咽炎

急性咽炎是咽黏膜、黏膜下组织及其淋巴组织的急性炎症，常为上呼吸道感染的一部分，相当于中医学"急喉痹"的范畴。一般发病于秋冬，或冬春之交，主要表现为咽痛，咽痒干咳，异物感，咽部充血、水肿等，给患者带来很大的痛苦，严重影响着患者的生活和工作。此病可单独发生，亦可继发于急性鼻炎或扁桃体炎，是耳鼻咽喉科最常见的疾病之一，具有起病急、进展快、症状明显等特点。如果治疗不及时，容易引起鼻窦炎、气管炎、支气管炎等并发症。目前临床上西医多用抗生素和激素治疗，但用药过程中存在一些禁忌症和不良反应，临床效果欠佳。针灸治疗急性咽炎有较好的疗效，现就现代针灸临床治疗急性咽炎的取经用穴规律进行总结。

（一）选穴频次分析

采用计算机检索CNKI、万方、维普等中文文献数据库，检索关键词为"急性咽炎"或"急喉痹"和"针灸"或"针刺"，对原始检索到的针灸治疗急性咽炎的文献进行筛选，最后共纳入69篇论文。

69篇文献中共选用体穴41个，耳穴16个，其中十四经腧穴35个，奇穴3个，经验穴3个。少商、天突运用频次较高，分别达22次和10次。具体统计见表4-3-1。

表4-3-1　针灸治疗急性咽炎穴位使用频次表

腧/耳穴名称	出现频次	腧/耳穴名称	出现频次
少商	22	人迎	3
天突	10	水突	3
廉泉	6	手三里	3
合谷	6	耳尖	6
曲池	6	咽喉	6
商阳	6	肺	6
大椎	5	耳轮	3
照海	4	肾上腺	2
太溪	4	神门	2
内庭	3	—	—

（二）选穴所属经脉分析

选用的41个腧穴涉及8条经脉和奇经八脉中的任脉和督脉，对41个穴位分别按照用穴个数、频次、百分比进行统计分析，见表4-3-2。由表可知，手太阴肺经、手阳明大肠经、任脉的选取频数较高，分别为27次、24次和17次。

表4-3-2　针灸治疗急性咽炎穴位归经及频次表

经脉	频次	百分比	穴数	腧穴（使用频次）
手太阴肺经	27	24.77%	5	少商（22）、鱼际（2）、列缺（1）、尺泽（1）、孔最（1）
手阳明大肠经	24	22.02%	6	合谷（6）、曲池（7）、商阳（6）、手三里（3）、天鼎（1）、扶突（1）
任脉	17	15.60%	2	廉泉（6）、天突（11）
足阳明胃经	13	11.93%	6	内庭（3）、人迎（3）、水突（3）、足三里（2）、缺盆（1）、气舍（1）
足少阴肾经	10	9.17%	4	照海（4）、太溪（4）、涌泉（1）、复溜（1）
督脉	8	7.34%	4	大椎（5）、印堂（1）、人中（1）、风府（1）
手厥阴心包经	4	3.67%	3	中冲（2）、间使（1）、内关（1）
手太阳小肠经	3	2.75%	2	天容（2）、后溪（1）
手少阳三焦经	2	1.83%	2	关冲（1）、外关（1）
足太阳膀胱经	1	0.92%	1	肺俞（1）

（三）取穴部位分布规律分析

把41个腧穴按照颈项部、肢体内外侧、躯干的腰背胸腹部、手背、手掌等部位归类，统计各部位分布腧穴的总频数、穴位数和频数百分率。结果显示选取颈项部的穴位数最多，共10个；选取手背穴位频数最高，达38次，占比约33.04%。详见表4-3-3。

表4-3-3　针灸治疗急性咽炎穴位分布统计表

部位	频数	穴位数	百分比（%）
手背	38	7	33.04
颈项部	30	10	26.09
上肢外侧	12	4	10.43
下肢内侧	9	3	7.83
腰背部	6	2	5.22
头面部	5	5	4.35

续表

部位	频数	穴位数	百分比（%）
手掌	5	3	4.35
上肢内侧	4	4	3.48
足背	3	1	2.61
下肢外侧	2	1	1.74
足掌	1	1	0.87

（四）特定穴应用分析

41个腧穴中特定穴共27个，占65.85%；特定穴选用总频次104次（统计中若同一个腧穴是络穴，又是八脉交会穴，频次和穴数均记为2）。统计结果显示特定穴位使用频次较高的依次为五输穴、交会穴、原穴和八脉交会穴。详见表4-3-4。

表4-3-4　针灸治疗急性咽炎特定穴使用统计表

特定穴类别	频次	穴数	穴位
五输穴	54	14	少商、商阳、曲池、太溪、内庭、鱼际、足三里、中冲、关冲、间使、后溪、涌泉、尺泽、复溜
交会穴	28	5	廉泉、天突、人迎、大椎、后溪、人中、风府
原穴	10	2	合谷、太溪
八脉交会穴	7	4	照海、列缺、外关、内关
络穴	3	3	列缺、外关、内关
郄穴	1	1	孔最
背俞穴	1	1	肺俞

（五）针灸疗法分析

经过整理可以发现，在69篇论文中，有35篇论文采用刺血疗法治疗急性咽炎，占50.72%。穴位注射和耳穴的应用也较常见，分别占11.59%、10.14%。详见表4-3-5。

表4-3-5　针灸治疗急性咽炎方法统计表

方法	篇数	百分比（%）
刺血	35	50.72
穴位注射	8	11.59
耳穴	7	10.14

续表

方法	篇数	百分比（%）
其他	7	10.14
单纯针刺	6	8.70
穴位敷贴	4	5.80
针药结合	2	2.90

（六）现代针灸治疗急性咽炎的取经用穴规律

经过文献检索、统计、归纳可以发现，现代针灸治疗急性咽炎存在一定的取经用穴规律。

1. 多选用肺经、大肠经和任脉经穴，体现循经取穴

《灵枢·经别》曰："手太阴之正，别入渊腋少阴之前，入走肺，散之大肠，上出缺盆，循喉咙，复合阳明。"经别循行于咽喉所在部位。《素问·骨空论》记载："任脉者，起于中极之下……至咽喉，上颐循面入目。"手太阴经脉、任脉循行经过咽喉，选取肺经和任脉穴位有"经脉所过，主治所及"之意。且肺经之络穴，通于任脉，有疏风解表、宣肺利咽之功效。《灵枢·经脉》说："大肠手阳明之脉……其支者，从缺盆上颈，贯颊。"《灵枢·经别》记载："手阳明之正……属于肺，上循喉咙。"可见手阳明大肠经循行也经过颈部，并与咽喉相联系，同时手阳明大肠经与手太阴肺经相表里，两经腧穴相配可达清肺疏卫、清泄阳明之功。

2. 重视咽喉所在的颈项部穴位应用，体现局部及邻近取穴原则

经过统计发现，选取咽喉局部的穴位最多，共10穴，占使用总腧穴的24.40%，故现代针刺治疗急性咽炎时，常选取颈项部腧穴，如天突、廉泉、水突、人迎等，体现"腧穴所在，主治所在"的治疗原则。同时，也有许多医家直接在咽后壁或咽喉红肿处进行点刺放血，以迅速消除咽喉肿塞。取局部穴位进行治疗，一方面可疏通咽喉局部脉络，使咽喉部经络气血运行通畅，促进咽喉功能复常。另一方面，亦可使壅滞于咽喉的热毒痰火随营血外泄，从而达到消火散结、逐邪外出之目的。从病理角度看，针刺能够改变炎症局部的基本病理改变，主要是抑制代谢改变和炎症渗出，改变炎症局部的血管扩张，使物质代谢降低，充血消失，又能减轻组织损伤，降低局部组织内的渗透压，使炎症水肿消失，抑制酶和一些生物活性的释放，从而抑制炎症的变化和发展。

3.重视五输穴的运用

现代针灸治疗急性咽炎时特定穴使用频次较高，占总使用腧穴的65.85%，依次为五输穴、交会穴、原穴、八脉交会穴等。五输穴中以井穴为主，井穴通营卫、调阴阳，有很好的清本经热、清泻周身热、清泻互为表里经之热的作用。且井穴的主治病症较广泛，不仅能治疗局部病症，还能远治脏腑头面五官等疾病，对急性咽炎有釜底抽薪、立竿见影的特殊疗效。各型急性咽炎均首选肺经井穴少商，根据"病在脏者取之井"理论，点刺少商放血，能够通经活络、清热泄肺、利咽消肿、止痛除烦。

4.重视刺血疗法的运用

《儒门事亲》曰："大抵治喉痹，用针出血，最为上策。"《外科发挥》有言，治喉痹以"刺患处，出血最效，否则不救"。刺血疗法适用于邪气盛而正气未衰的病证，而鉴于咽喉处于人体高位，易受外邪侵袭，急喉痹多以实热证出现，病因病机多是外邪侵袭，上犯咽喉或肺胃热盛，上攻咽喉所致，符合刺血的适应证。作用机理主要是通过祛瘀以通经，因瘀血既为病理产物，又可成为致病因素，若瘀血阻滞经络，则取刺血法以通经活络、行血化瘀。咽部放血可泄邪外出，有泻热解毒、散结消肿、清咽止痛之效。

西医学研究表明，刺血可促进人体新陈代谢，刺激骨髓造血机能，使血循环中的幼红细胞增多，并增强其代谢活性。其次，刺络放血刺破血管可以直接激发患者机体的凝血系统，同时也启动了患者的抗凝血系统，发挥对神经体液的调节作用，改善微循环，改善血管功能，改变血液成分，排除血中的有害有毒物质，提高机体的免疫功能。

耳与脏腑经络密切相关，手三阳及足少阳之经脉、经别皆入于耳，足阳明之经行于耳前，足太阳之经循于耳后，如《灵枢·口问》云："耳者，宗脉之所聚也。"因此，应用针刺或者其他方式刺激耳部穴位，则可以治疗相应脏腑的疾患，耳部放血发挥活血祛瘀作用，使气血调和。

综上，针刺放血具有退热、止痛、安神、消肿的作用。现代针灸治疗急性咽炎存在一定的取经用穴规律：多用肺经、大肠经和任脉经穴，体现循经取穴；重视咽喉所在的颈项部穴位应用，体现局部及邻近取穴原则；重视特定穴应用；重视放血疗法等。

二、慢性咽炎

慢性咽炎是耳鼻喉科的常见病和多发病，归属于中医"慢喉痹"范畴。多由环境污染、粉尘及异物刺激、细菌或病毒感染等引起，教师、演员长期用声过度也是常见的致病因素。慢性咽炎以咽部黏膜及黏膜下组织、淋巴组织的弥漫性慢性炎症为病理表现，临床上一般无明显全身症状，主要表现为咽部异物感、痒感、灼热感、干燥感或微痛感等。其病情顽固，病程长，迁延不愈，反复发作，给患者生活和工作带来极大不便。目前，中西医药物治疗慢性咽炎总体疗效欠佳，副作用大，且无法根治。而针灸治疗慢性咽炎具有起效快，效果显著，不易复发的特点，值得临床推广应用。从文献分析角度探究现代针灸治疗慢性咽炎的临床取经用穴规律、治疗方法，现简述如下。

（一）选穴频次分析

72篇文献中共选用腧穴79个，其中十四经腧穴69个，经外奇穴7个，经验穴3个。照海、列缺、天突运用频次较高，分别达38次、32次和31次。具体统计见表4-3-6。

表4-3-6　针灸治疗慢性咽炎穴位使用频次统计表

腧穴名称	出现频次	腧穴名称	出现频次
照海	38	人迎	9
列缺	32	风池	9
天突	31	利咽穴	8
廉泉	24	大椎	8
太溪	24	少商	8
合谷	24	脾俞	7
丰隆	21	肾俞	7
鱼际	16	天容	7
三阴交	15	太渊	6
尺泽	13	曲池	6
足三里	13	孔最	6
肺俞	10	内庭	5
太冲	9	—	—

（二）选穴所属经脉分析

选用的79个腧穴涉及11条经脉和奇经八脉中的任脉和督脉。将穴位分别按照用穴个数、频次、百分比进行统计分析,见表4-3-7。由表可知,手太阴肺经、任脉、足少阴肾经的选取频数较高,分别为87次、70次和69次。

表4-3-7 针灸治疗慢性咽炎选穴所属经脉统计表

经脉	频数	百分比(%)	穴数	腧穴(使用频次)
手太阴肺经	87	20.86	11	列缺(32)、鱼际(16)、尺泽(13)、少商(8)、太渊(6)、孔最(6)、经渠(2)、中府(1)、云门(1)、天府(1)、侠白(1)
任脉	70	16.79	10	天突(31)、廉泉(24)、中脘(4)、膻中(3)、气海(2)、关元(2)、上脘(1)、下脘(1)、水分(1)、阴交(1)
足少阴肾经	69	16.55	6	照海(38)、太溪(24)、涌泉(3)、复溜(2)、然谷(1)、商曲(1)
足阳明胃经	53	12.71	8	丰隆(21)、足三里(13)、人迎(9)、内庭(5)、天枢(2)、滑肉门(1)、外陵(1)、水突(1)
足太阳膀胱经	36	8.63	12	肺俞(10)、脾俞(7)、肾俞(7)、膈俞(2)、风门(2)、胃俞(2)、申脉(1)、心俞(1)、天柱(1)、大肠俞(1)、膀胱俞(1)、肝俞(1)
手阳明大肠经	34	8.15	4	合谷(24)、曲池(6)、天鼎(2)、扶突(2)
足太阴脾经	21	5.04	5	三阴交(15)、阴陵泉(2)、太白(2)、公孙(1)、血海(1)
督脉	11	2.64	4	大椎(8)、印堂(1)、风府(1)、百会(1)
足少阳胆经	10	2.40	2	风池(9)、足临泣(1)
足厥阴肝经	10	2.40	2	太冲(9)、行间(1)
手太阳小肠经	8	1.92	2	天容(7)、后溪(1)
手少阳三焦经	4	0.96	2	外关(3)、液门(1)
手厥阴心包经	4	0.96	1	内关(4)

(三)取穴部位分布规律分析

把79个腧穴按照颈项部、肢体内外侧、躯干的腰背胸腹部、手部、足部等部位归类,统计各部位分布腧穴的总频数、穴位数和频数百分率。结果显示选取颈项部的穴位数最多,共17个,且频数最高,达104次,占比约23.80%,详见表4-3-8。

表4-3-8　针灸治疗慢性咽炎取穴部位分布统计表

部位	频数	穴位数	百分比（％）
颈项部	104	17	23.80
足部	85	10	19.45
上肢内侧	65	8	14.87
手部	50	5	11.44
背部	42	11	9.61
下肢外侧	35	3	8.01
胸腹部	22	14	5.03
下肢内侧	21	5	4.81
上肢外侧	9	2	2.06
舌底	2	2	0.46
头面部	2	2	0.46

（四）特定穴应用分析

79个腧穴中特定穴共56个，占70.89％；特定穴选用总频次501次（统计中若同一个腧穴是络穴，又是八脉交会穴，频次和穴数均记为2）。统计结果显示特定穴位使用频次依次为交会穴、五输穴、八脉交会穴和络穴。详见表4-3-9。

表4-3-9　针灸治疗慢性咽炎特定穴应用统计表

特定穴类别	频次	穴数	穴位
交会穴	120	17	天突、廉泉、三阴交、太冲、人迎、风池、大椎、中脘、风门、关元、风府、上脘、下脘、百会、商曲、阴交、中府
五输穴	107	18	太溪、鱼际、尺泽、足三里、少商、太渊、曲池、内庭、涌泉、阴陵泉、太白、复溜、经渠、行间、后溪、足临泣、液门、然谷
八脉交会穴	81	8	照海、列缺、内关、外关、后溪、公孙、申脉、足临泣
络穴	61	5	列缺、丰隆、内关、外关、公孙
原穴	56	4	太溪、合谷、太渊、太冲
背俞穴	30	8	肺俞、脾俞、肾俞、胃俞、心俞、大肠俞、膀胱俞、肝俞
八会穴	15	4	太渊、中脘、膻中、膈俞
下合穴	13	1	足三里
募穴	12	5	中脘、膻中、天枢、关元、中府
郄穴	6	1	孔最

（五）治疗方法分析

经过整理可以发现，在72篇论文中，有21篇论文采用针药结合治疗慢性咽炎，占29.17%。单纯针刺和灸法的应用也较常见，分别占22.22%和13.89%。详见表4-3-10。

表4-3-10　针灸治疗慢性咽炎方法统计表

方法	篇数	百分比（%）
针药结合	21	29.17
单纯针刺	16	22.22
灸法	10	13.89
特殊	10	13.89
穴位注射	5	6.94
放血	4	5.56
穴位埋线	3	4.17
耳穴	3	4.17

（六）现代针灸治疗慢性咽炎的取经用穴规律

对现代针灸治疗慢性咽炎文献的穴位处方分析发现，针灸治疗慢性咽炎存在一定的取经用穴和治疗规律。

1.多选用手太阴肺经、任脉和足少阴肾经经穴，体现循经取穴

咽喉为肺胃之门户，为饮食呼吸之通道，属肺系；少阴之脉循喉咙，系舌本，连舌下，肾精充足则濡润咽喉；任脉为"阴脉之海"，可使一身阴液上济于咽喉，调节全身阴经经气。慢性咽炎系病情迁延不愈，长期反复发作致使肺肾之阴不足，难以濡养咽喉，则出现口燥咽干，哽塞不利，如有物堵；阴虚火炎，熏蒸咽喉，见咽喉干燥，焮热不适，微痒微痛；虚热内蒸，则痰黏而少，不利咯出。故而选择肺经和肾经以滋养肺肾之阴，而任脉为阴脉之海，统领全身的阴经和精血，可调动全身的阴气和精血，滋阴降火，驱除咽喉的热邪，阴阳调和则咽痹自消。手太阴肺经循行经过咽喉，足少阴肾经"挟舌本"，任脉"至咽喉，上颐循面入目"，体现"经脉所过，主治所及"的治疗规律。

2.重视咽喉所在的颈项部穴位应用，体现局部及邻近取穴原则

统计发现，在慢性咽炎的治疗中颈项部的穴位数最多，共17个，且频次104次，占比约23.80%。咽喉局部穴位可以直接疏通经脉，调畅气血，改善局部血液循环，促进黏膜炎症的吸收。天突、廉泉位于咽喉部，是使用频次较高的颈部腧穴。天突为任脉、冲脉、阴维之会，擅长宽胸理气、豁痰降逆，是治疗慢性咽炎之要穴；廉泉亦属于任脉穴位，为任脉与阴维脉交会穴，能疏调局部经气、通利咽喉。刺天突能理气行瘀、化痰宽胸，针刺时针感通达咽喉，可消除咽部哽哽不利之现象；刺廉泉则能生津利咽，"肾在液为唾"，针刺时大量分泌的唾液缓缓咽下，能起到滋养肾阴之功，可消除咽部干涩不适症状。从现代深层解剖来看，两穴位下布有舌咽神经、舌下神经分支，刺之可改善咽喉部位微循环，调节免疫反应，抑制炎症反应，促进炎症物质吸收，减轻咽喉部的充血、水肿，起到疏理经气、消肿散结、利咽开窍的功效。

3.重视特定穴的运用

统计发现，照海、列缺、合谷、太溪是远部取穴常用的腧穴。列缺、照海是选用频次最多的腧穴，照海为足少阴肾经和阳跷脉的交会穴，两脉均循行于咽部，能调两经经气，长于滋阴降火、清热利咽。列缺为手太阴肺经络穴，八脉交会穴之一，通于任脉，一穴通三经，既可宣肺泻火治其标，又能滋阴利咽调其本。列缺、照海为八脉交会穴之一对，二者相配，金水相生，可调节肺肾二经及奇经气血以滋肾清肺、调气利咽。

合谷为大肠经之原穴，肺与大肠相表里，与肺经之络穴列缺合用，意为原络配穴法，具有疏风解表、宣肺止咳、镇静止痛的作用。太溪穴为足少阴肾经之原穴，可滋补肾阴，润泽咽喉。与照海穴同用，能增强滋阴降火、利咽之功效，为治虚热咽痛的要穴。

4.重视针药结合的运用

运用针药结合的方法治疗慢性咽炎较为常见，约占所有治疗方法的29.17%。在针刺的基础上加用中药饮剂口服或药物穴位注射，可使药物通过经络直接作用患处，发挥经穴整体调节的优势，强化了传统单纯针刺的治疗效果。

选用的药物多具有清热、利咽、消肿止痛之功。能够扩张局部血管，改善微循环，促进组织代谢和再生，加速咽部炎症反应物的吸收，消除充血和水肿。同时穴位注射能通过针刺穴位刺激很多感受器，消除炎症、减弱了传入的细神经纤维（C类）的活动，从而减轻咽部疼痛。

针药结合能使内外兼治，标本兼施，注重扶正气，调机体，故疗效肯定，值得临床推广使用。

三、急慢性喉炎

喉炎是由喉部黏膜发生炎症引起的病变，临床分为急性喉炎和慢性喉炎两类。主要发生在声带和室带上，多见于成年男性。

急性喉炎是上下呼吸道急性弥漫性炎症，多见于喉部急性感染之后，炎症急速下行扩展至气管、支气管甚至延及小支气管，以急性声音嘶哑、说话费力、重者近于失声为主症，可伴有发声干痛、灼热、喉痒、咳嗽有痰，但无全身症状。间接喉镜检查可见声带黏膜弥漫性充血或单侧声带充血，声带边缘肿胀，初期声带呈淡红色，渐变成深红色，或出现瘀血斑，声带边缘增厚，发音时声门闭合不全，声门区可有黏稠分泌物附着。常以疲劳、感寒、大叫、高声歌唱、长时间讲话过度等为发病诱因。目前，口服消炎药及肌内注射消炎药及喉科药物吸入等疗效较慢，大多是暂时控制病情，但滥用抗生素可能导致咽喉部正常菌群失调而加重症状。

慢性喉炎多由急性喉炎治疗不彻底，反复发作，迁延而成；或因长期用声过度，发声不当而导致口、鼻、鼻窦、咽和下呼吸道慢性感染蔓延；或烟酒过度，用口呼吸粉尘及化学气体等刺激物；风湿热、心脏病、哮喘、糖尿病、肝硬化、肾炎等也可继发此病。临床可见声音嘶哑，言语乏力，声带充血、肿胀或肥厚，声带闭合不全等症状。

（一）选穴频次分析

52篇文献中共选用腧穴61个，其中十四经腧穴48个，经外奇穴4个，经验穴8个，耳穴1个。合谷、廉泉、人迎、天突运用频次较高，分别达18次、16次、15次和15次。表4-3-11中仅列出使用频次≥5次者。

表4-3-11　针灸治疗喉炎穴位使用频次统计表

腧穴名称	出现频次	腧穴名称	出现频次
合谷	18	照海	8
廉泉	16	列缺	8
人迎	15	三阴交	7
天突	15	扶突	6
开音1号	13	百会	6
少商	10	大椎	6
水突	9	足三里	5

（二）选穴所属经脉分析

选用的61个腧穴中有48个位于10条十二正经和奇经八脉中的任脉和督脉，对这48个穴位分别按照用穴个数、频次进行统计分析，见表4-3-12。由表可知，任脉、足阳明胃经、手阳明大肠经、足少阴肾经的选取频数较高，分别为43次、36次、26次和25次。

表4-3-12　针灸治疗喉炎选穴所属经脉统计表

经脉	频数	穴数	腧穴（使用频次）
任脉	43	7	廉泉（16）、天突（15）、气海（4）、中脘（3）、膻中（2）、关元（2）、鸠尾（1）
足阳明胃经	36	7	人迎（15）、水突（9）、足三里（5）、丰隆（3）、上巨虚（2）、下巨虚（1）、气舍（1）
手阳明大肠经	26	4	合谷（18）、扶突（6）、天鼎（1）、曲池（1）
足少阴肾经	25	9	照海（8）、太溪（4）、涌泉（4）、复溜（4）、步廊（1）、神封（1）、灵墟（1）、彧中（1）、俞府（1）
手太阴肺经	24	5	少商（10）、列缺（8）、鱼际（2）、太渊（2）、尺泽（2）
督脉	15	5	百会（6）、大椎（6）、哑门（1）、神庭（1）、印堂（1）
足太阴脾经	11	5	三阴交（7）、大包（1）、公孙（1）、地机（1）、血海（1）
足少阳胆经	5	2	风池（4）、完骨（1）
足厥阴肝经	3	1	太冲（3）
手少阳三焦经	1	1	外关（1）
手少阴心经	1	1	通里（1）
手厥阴心包经	1	1	内关（1）

（三）取穴部位分布规律分析

把61个腧穴按照颈项部、肢体内外侧、躯干的腰背胸腹部、手部、足部等部位归类，统计各部位分布腧穴的总频数、穴位数和频数百分率。结果显示选取颈项部的穴位数最多，共17个，且使用频次最高，达94次，占比约43.93%。使用频次≥2次者见表4-3-13。

表4-3-13　针灸治疗喉炎取穴部位分布统计表

部位	频次	穴位数	百分比（%）
颈项部	94	17	43.93
手部	33	4	15.42

续表

部位	频次	穴位数	百分比（%）
足部	20	5	9.35
胸腹部	18	11	8.41
上肢内侧	14	5	6.54
下肢内侧	13	4	6.07
下肢外侧	11	4	5.14
背部	6	1	2.80
头面部	3	3	1.40
上肢外侧	2	2	0.93

（四）特定穴应用分析

61个腧穴中特定穴共34个，占55.74%；特定穴选用总频次194次（统计中若同一个腧穴是络穴，又是八脉交会穴，频次和穴位数均记为2）。统计结果显示特定穴使用频次依次为交会穴、五输穴、原穴和八脉交会穴。详见表4-3-14。

表4-3-14　针灸治疗喉炎特定穴应用统计表

特定穴类别	频次	穴数	穴位
交会穴	77	12	廉泉（16）、人迎（15）、天突（15）、三阴交（7）、百会（6）、大椎（6）、风池（4）、中脘（3）、关元（2）、哑门（1）、神庭（1）、完骨（1）
五输穴	37	10	少商（10）、足三里（5）、太溪（4）、复溜（4）、涌泉（4）、太冲（3）、鱼际（2）、太渊（2）、尺泽（2）、曲池（1）
原穴	27	4	合谷（18）、太溪（4）、太冲（3）、太渊（2）
八脉交会穴	19	5	照海（8）、列缺（8）、外关（1）、内关（1）、公孙（1）
络穴	16	7	列缺（8）、丰隆（3）、通里（1）、外关（1）、内关（1）、公孙（1）、鸠尾（1）
募穴	7	3	中脘（3）、膻中（2）、关元（2）
八会穴	7	3	中脘（3）、膻中（2）、太渊（2）
下合穴	3	2	上巨虚（2）、下巨虚（1）
郄穴	1	1	地机（1）

（五）现代针灸治疗急慢性喉炎的取经用穴规律

对现代针灸治疗急慢性喉炎文献的穴位处方分析发现，针灸治疗急慢性喉炎存在一定的取经用穴和治疗规律。

1.多选用任脉、手足阳明经、手太阴肺经经穴，体现循经取穴

咽喉是经脉循行之要冲，与五脏六腑、十二经脉关系密切，是司饮食、行呼吸、发声音之器官，从经络分析，咽喉局部脉络闭阻是喉喑发病的经络学基础。

任脉者"循腹里，上关元，至咽喉"；足阳明胃经"起于鼻，交频中……入上齿中，还出夹口，环唇，其支者……循喉咙，入缺盆"，效能调气血，利咽喉，可治疗"颈肿喉痹""喉痹瘁喑"；"手阳明之正……属于肺，上循喉咙"；手太阴肺经入肺脏，循喉咙而出腋下；督脉者"其少腹直上者，贯脐中央，上贯心，入喉"。可见任脉、胃、大肠、肺、肾等经脉循行都经过咽喉部位，与急慢性喉炎的发生有着密切的联系。任脉统络诸阴，督脉统络诸阳，二脉为十二经阴阳之海。亦为喉腔生理、病理变化之所在。人体脏腑经脉通过任、督二脉的交通连贯直接或间接与五官清窍有着联系。因此，任、督二脉的功能异常可对五官清窍的功能产生影响，如任督失于交通，任阴不能上承，督阳之火上犯五官清窍，则可致五官清窍虚火之证。

从治疗途径分析：咽喉是经脉循行交会之处，脏腑经脉之病变易反映于咽喉，喉喑虽然脏腑辨证不易明确，但病变部位明确，经络之颈部络脉可成为治疗该病的主要通道。

2.重视咽喉所在的颈项部穴位应用，体现局部及邻近取穴原则

喉炎常因发声不当，用声过度，造成声带黏膜充血、水肿、肥厚，喉肌疲劳。喉肌过度挛缩，牵拉致伤，而出现"郁闭""瘀结"，结果导致"筋急而转摇不甚便利"。通过针刺，以宣散郁闭之气、壅聚之筋瘀，舒展拘急之筋脉，使人体气血、经络运行通畅，经络通，气血和，则气机畅，声道无阻，发声能力增强，喉肌疲劳恢复，喉肌调节精确性提高。经过统计，选用频数最多的腧穴为合谷、廉泉、人迎、天突及开音1号。其中除了合谷为辨证取穴外，其余皆为局部取穴。正如《内经》所言"治病者，先刺其病所从生者也"，因而得气明显，疗效快。

合谷为手阳明经原穴，手阳明大肠经与肺经相表里，刺之可起到清喉利咽、疏风清热、镇静止痛的功效，正如《针灸甲乙经》云："喉痹，合谷主之"；实践中运用远端取穴，取其"面口合谷收"之意，强刺激泻法，旨在疏通经脉，运行气血，滋养肺肾，以降火利喉、活血化瘀、消散痰湿，从而祛除声带充血、肿胀、肥厚及小结等，恢复其生理功能。有观察发现针刺人迎穴可出现唾液增加，喉分泌物增多现象。针刺合谷具有血管扩张作用，因而从西医理论分析认为刺激该穴位可能具有副交感神经兴奋作用，可使喉局部血管扩张，血流增加，血液黏滞度降低，声带炎症及增生组织消除。廉泉位处任脉高位，乃阴维脉、任脉之会，其经气经过咽喉，循经局部取穴，针之可引任脉精气流动，通过患者吸气时舌抵上颚，使任督相接，与百会相应，阴阳感应而致经气交通，可生津开音、化痰散结。廉泉采用强刺激不留针法，能快速有效激发经气，直达病所。深刺廉泉时，患者舌根部常出现热、胀、麻等感觉，可能是针刺刺激通过咽部感觉神经，上传到延髓孤束核，并由中枢系统进行整合，调节舌咽、迷走神经的功能，从而对咽部炎症反应产生抑制效应。人迎穴位于喉结旁开1~1.5寸处，是体表与经络、脏腑相连通的点，是机体气血流注的地方。属足阳明胃经，效能调气血、利咽喉、宽胸定喘、散结清热。解剖学研究表明，人迎穴在颈阔肌中、胸锁乳突肌前缘，旁有甲状腺上动脉、颈总动脉、颈动脉窦和颈内、外动脉，分布有颈皮神经、面神经颈支，深层有颈交感神经干、舌咽神经的窦神经，后外有舌下神经降支及迷走神经。因颈部神经常彼此沟通，局部治疗后反应强烈，疗效较快，临床上可治疗心血管病、消化系统疾病、内分泌系统疾病、颈部疾病、咽喉疾病等多种疾病。天突穴宣利肺气，肺主宣发，利于任脉阴液上奉则具有濡润滋养功能，可发挥针刺双向调节作用，改善炎症反应，有清肺利喉之功。开音1号穴是江西省中医学院耳鼻咽喉科谢强教授临床经验穴，位于人迎穴向喉腔方向旁开0.5寸，在足阳明胃经循行区域，阳明经"多气多血"，具有疏通经气、调和气血、清阳明郁热，起到消肿散结、利喉开音的作用。针刺时，朝杓会厌皱襞处斜刺，能有效地刺激交感神经或喉上神经及声门上区淋巴循环，从而促进腺体分泌，明显缓解患者喉干、喉痛症状，并加快声带充血、肿胀的消散，达到利喉开音的目的。对于咽喉肿痛明显的患者，在留针过程中，嘱患者缓慢做吞咽动作，能迅速地缓解喉部的疼痛。

针刺颈部穴位与辨证选穴结合，可进一步改善局部血液循环，减轻充血水肿，恢复其"清阳在上，浊阴在下"的生理平衡，使气畅、血行、痰化，达到络脉以"通"为主的生理平衡，络通痛止，则喉痹可愈。

3.重视特定穴的运用

经统计61个腧穴中特定穴共34个，占比55.74%。特定穴可使疗效更加显著。

交会穴为经脉之间的交叉会合，可使脉气互通，故治疗作用较广，为临床常用穴。如大椎穴为督脉与手足三阳经交会穴，刺之能清泄脉中郁滞之虚火，防燥伤津，以使任督通畅，阴液得以正常运行。廉泉为阴维脉和任脉的交会穴，任脉上达至咽喉，阴维脉达于咽喉及舌根，也为咽喉病常用穴，可通利喉舌。

五输穴是常用要穴，为古今医家所重视。如鱼际为手太阴肺经之荥穴，可清泄肺之虚热，清利咽喉，善治外感风热或外感风寒入里化热伤及肺脏所表现的咳嗽、咽喉肿痛等证。五输穴又配属五行，《灵枢·本输》指出阴经井穴属木，阳经井穴属金。如复溜为足少阴肾经五输穴之经穴，五行属金，与肺相应，为肾经母穴，补之有补肾阴而降虚火，起到清热养阴止痛的功效。如有实热，刺少商出血20~30滴，少商系手太阴肺经井穴，配五输属木，木主风，点刺出血，或毫针刺入用泻法，可宣肺祛风清热，为治疗咽喉病的要穴。

原穴，是脏腑原气经过和留止的腧穴。临床取用原穴能使三焦通达，从而激发原气，调动体内的正气以抗御病邪，主要用来调整脏腑经络的虚实病变。太溪为足少阴经之原穴，其经循行于喉咙，可补肾，清虚火；太冲为肝经原穴，有疏肝理气之功，可以行滞止痛，与其他穴位相配伍可起到利咽止痛的功效。

列缺为手太阴肺经之络穴，又为八脉交会穴之一，通任脉，有止咳平喘、通经活络的功用，与太渊相配为原络配穴，与照海相配主治胸、肺、膈、喉咙之病，同时照海又为足少阴经与阴跷脉之交会穴，两脉均循行于喉咙，有一穴而调两脉之功，能祛风散寒、宣肺利咽、滋阴祛火、安神开音。

通里与丰隆分别为手少阴心经与足阳明胃经的络穴，手少阴心经络脉循行系舌本；足阳明胃经络脉下络咽嗌，在《灵枢·经脉》中提到"其病气逆则喉痹瘁喑……取其之所别也。"所以丰隆在本处方中取其祛痰要穴之外，其亦主治暴喑，喉痹，"经脉所过，主治所及"，取此二穴以疏通经络以开音，诸穴合用共奏利喉开音之功。

中脘为胃募穴，能健脾和胃，脾旺则气血足、津液充，经脉中气血津液自然源源不断得以上奉供养喉窍。

综上，针刺特定穴具有扩大穴位主治、调节脏腑的作用。现代针灸治疗急慢性咽炎存在一定的取经用穴规律：多用任脉、阳明经经穴，体现循经取穴；重视咽喉所在的颈项部穴位应用，体现局部及邻近取穴原则；重视特定穴应用。

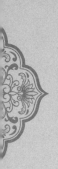

第五章
针灸治疗咽喉病的疗效特点

一、疗效确切

针灸疗法中的毫针针刺、艾灸、刺血、皮内针、耳针、穴位注射、穴位贴敷、针刀、埋线等方法，均在临床上用于治疗包括急慢性咽炎、急慢性喉炎、急慢性扁桃体炎等在内的咽喉疾病，且疗效确切。多项与西药对照的临床研究显示，针灸疗法可提高临床总有效率及治愈率，改善咽喉部症状量表评分，具有疗效好、安全性高的优势。

二、起效迅速

针灸疗法对急性咽喉病起效迅速，对慢性咽喉病，相较于中西药物治疗亦是起效快速。

刺血疗法对急性咽喉炎起效迅速，甚至会产生良好的即刻效应，尤其适用于咽喉闭塞的危急症。《针灸大全·流注指微赋》中有范九思应用刺血疗法急救咽喉闭塞患者，紫血出后气通而愈瘥。

当今临床中，刺血疗法治疗急性咽喉炎或慢性咽喉炎急性发作，患者往往刺血当时即有症状缓解的感觉，如疼痛、咽喉堵塞好转等。一项针刺放血结合中药代茶饮治疗急喉痹的临床研究观察到，40例患者中16例经1天治愈，14例经2天治愈，10例经3天治愈。刺血疗法在治疗婴幼儿急性咽炎中也可以快速起效，260例中有186例在针刺1次后，夜啼停止，能正常吮乳，再无吐乳、拒食现象发生。即使是对于迁延难愈的慢性咽炎，也能在15天至2个月甚至更短的时间内痊愈或起效。

三、特穴特效

针灸治疗咽喉病中一些特定经验穴位被发现效果良好。

"咽四穴"是南京中医药大学盛灿若教授根据中医理论和现代医学解剖学知识，结合多年临床上治疗咽喉疾病经验总结出的经验穴位，位于喉结旁开约2寸，甲状软骨边缘，然后向上下各5分处为2个治疗点，左右共4个治疗点。进针时沿甲状软骨边缘左右相对成外八字形，针尖身内直刺约1.2寸，进针之后局部出现鱼刺梗阻感，可留针20~30min，忌大幅度捻转提插，并嘱患者不要说话。临床上用它来治疗咽喉部疾病，或者以咽喉部为主要症状的疾病，如声带麻痹、声带小结、声带息肉、急慢性咽炎、喉炎、癔病性失音、舌咽神经痛、急性扁桃体炎等，都有良好的治疗效果。

"开音1号穴""开音2号穴"是江西中医药大学附属医院谢强教授经验穴，开音1号穴位于人迎穴向喉结方向旁开1.67cm，开音2号穴位于水突穴向颈正中线旁开0.5寸处。针刺时采取雀啄进针法，朝甲状软骨后缘杓会厌皱襞处斜刺2.3cm，斜刺入皮下后，进针时用呼吸补泻手法的泻法；紧贴甲状软骨外侧缘，边捻转（捻转角度不得超过30°），边缓缓进针，针下必须有空隙感方可渐进刺入；刺入约2.3cm时则停止进针。此时可捻转针柄约30°以候气，不可提插，待患者觉喉局部有鱼骨卡喉的胀麻感时为得气；留针30分钟，其间每隔10分钟行针1次，每次行针10秒，共行针3次。在留针期间，要求患者均匀地做喉腔声门深呼吸运动，即快速深吸气再缓缓地呼气，在做深呼吸运动时，患者可立即感到喉痛和紧束感得到缓解，喉部轻松舒畅。出针时嘱患者呼气，呼气时边捻转边徐徐出针，捻转角度不得超过30°，出针后用消毒干棉签按揉针孔30秒，使皮下肌肉纤维在按揉作用下交错位置，自然封闭针孔。配合远端循经取双侧合谷穴，用中强度刺激，得气后留针30分钟，每天1次。两穴用于治疗急性创伤性喉炎（临床以声音嘶哑为主要症状，常因发声过度、滥用嗓音、持续超负荷用声等造成喉部急性创伤性组织反应）、慢性喉炎、声带炎、声带疲劳等有较好的疗效。

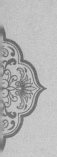

第六章
针灸治疗咽喉病的机制研究

第一节　针刺疗法

　　针刺可直接促进血液循环，刺激咽喉部津液的分泌，调动咽部淋巴系统的防御功能，驱邪外出。针刺咽部淋巴滤泡能加速局部淋巴液的循环，使局部血液循环得以改善，从而消除咽部充血、水肿、肥厚、增生，以达到消除咽部症状的目的。

　　通过针刺治疗不仅可以更好地缓解慢性咽炎患者的症状，而且可以调整患者的免疫反应。白介素-2（IL-2）是由辅助性T细胞产生的一种免疫调节因子，是所有T细胞亚群的生长因子，具有广泛的生物活性，可以促进活化B细胞的增殖，在免疫细胞增殖及应答调节过程中起重要作用。研究表明，慢性咽喉炎患者血中IL-2水平显著低于健康人，说明慢性咽炎患者存在免疫力低下的情况。肿瘤坏死因子-α（TNF-α）是比较经典的炎症因子，是由巨噬细胞以及激活的T淋巴细胞分泌，与其他生物因子共同参与炎症反应过程，因此它不仅具有强大的杀伤肿瘤细胞的作用，而且在炎症反应中起十分重要的作用。实际上，TNF-α具有双重的生物学作用，一方面起着机体的免疫防护介质作用；另一方面又可参与机体的免疫病理损伤，释放过多则会导致一系列炎症改变。因此慢性咽喉炎患者血清TNF-α水平显著高于健康人组，高水平的TNF-α除能刺激单核-巨噬细胞分泌外，还可能是导致慢性咽炎不易痊愈的因素。IL-2升高表明针刺可以增强慢性咽炎患者的免疫力，TNF-α减少说明针刺又可以降低免疫损伤，因此针灸具有对免疫的双向调节，这可能是针刺治疗慢性咽炎的机制之一。

血管内皮细胞粘附分子-1（VCAM-1）作为一种炎症因子在慢性咽炎的病变过程中，能介导白细胞向血管内皮附壁游走和向内膜下浸润，使单核细胞和淋巴细胞黏附于内皮细胞表面，并迁移至血管内膜而发挥调节炎症反应和免疫应答作用，从而促进了慢性咽炎的痊愈。有研究表明针刺降低VCAM-1的含量，参与调节炎症反应和免疫应答，从而调节白细胞黏附，促进其向炎症部位移出和聚集，从而发挥抗炎作用，利于慢性咽炎的痊愈。

第二节　刺血疗法

刺血疗法自古就有应用，从新石器时代的萌芽，到春秋战国时期被完整地提出，历经唐宋元明清诸多朝代，逐渐发展，一直应用到今天，可见其在临床上的实用性。《内经》中"刺血络""取动脉"，都属于针刺放血疗法。《素问》中有"凡治病必先去其血"的记载，《灵枢》中有"宛陈则除之"的记载。刺血疗法适用于邪气盛而正气未衰的病证，而鉴于咽喉处于人体高位，易受外邪侵袭，急喉痹多以实热证出现，病因病机多是外邪侵袭，上犯咽喉或肺胃热盛，上攻咽喉所致，符合刺血疗法的适应证。正如金代张从正在《儒门事亲》中描述："大抵治喉痹，用针出血，最为上策。"明代李梴在《医学入门》中提出："咽疮忌汗。最不误人，惟砭针出血，即汗之之义也，血出多则愈。"刺血有通经活络、清热解毒、活血化瘀、散结消肿的作用。

从西医学来看，刺络放血刺破血管可以直接激发患者机体的凝血系统，同时也启动了患者的抗凝血系统，机体在经过一系列的凝血－抗凝的正负反馈过程和酶反应之后，重新达到一个新的凝血与抗凝血的平衡状态。由于类组胺物质的产生刺激各器官，可增强其功能活动，提高机体的免疫力。

另外，刺血还可以发挥对神经体液的调节作用，改善微循环，改善血管功能，改变血液成分，排出血中的有害有毒物质。刺血通过放出一定的血量，排出炎症时局部代谢废物，使中枢神经系统重新调节全身血液的分布，反射性收缩炎症器官的组织血管，提高其紧张性，抑制毛细血管的通透性，改善微循环，减轻充血、水肿，达到消除炎症的目的。

刺血可以影响血流动力学。有关研究证明，刺血疗法可以增加血管内血液的流动速度。而动力学改变后，一方面可以影响血管内皮细胞，另一方面可以影响血液黏稠度。血液在流动过程中通过剪切力、压应力和周向应力作用于管壁内皮细胞，其中平行作用于管壁的剪切力为主要力量。实验证明剪切力能影响内皮细胞生物学特性许多方面，包括细胞形态学、细胞的生长与修复、生物活性物质、细胞因子的分泌、血管的通透性等。同时刺血可以显著提高血管内皮细胞一氧化氮（NO）的活性，内皮细胞受到脉动流作用，释放NO常流量更明显。同时还可以影响到内皮素和前列腺素2（PG2）的分泌，也可刺激血管平滑肌上的自主神经，引起细胞复杂的信号转导变化，产生细胞内、细胞间、血管局部和整体的调节反应。在内分泌系统、神经系统和循环系统等因素的综合作用下产生镇痛的效果。

第三节　艾灸疗法

　　研究证明，艾灸具有抗炎作用，艾灸可使白细胞计数显著增加，促进网状内皮系统的吞噬作用，促使抗体形成，提高机体的防御功能，其温通经脉的能力，使局部白细胞和网状内皮系统的作用增强，咽部的炎症得以控制。

　　同时，艾灸是对局部血液循环、自主神经、细胞免疫及内分泌等功能影响的综合结果。循环系统是体内的运输系统，能够输送氧和营养供给，并排出代谢废物，实现对机体的调节。通过对健康人施灸后，红细胞聚集度降低，血液黏度下降，流速增快，从而减小了外周血管阻力，达到优化循环和代谢的目的。赵怡坤等认为艾灸具备抗炎免疫的作用，不但能够抑制炎症反应，还能加强抗炎免疫的表达。随着免疫学研究的不断深入，越来越多的研究发现，皮肤不只是一种阻止外界物质侵入和防止体内水分、营养物质等丢失的物理屏障，也是一种免疫系统。在该免疫系统中，包含了郎罕巨细胞、T细胞、B细胞、角质形成细胞、内皮细胞、巨噬细胞等细胞和各种细胞因子、神经肽、各种免疫蛋白等分子成分，从而在皮肤局部构成了特色免疫系统，并与神经内分泌免疫体系共同组成皮肤–神经–内分泌–免疫网络系统，实现免疫作用。施灸局部皮肤免疫功能被激活与前面的神经免疫网络相互结合，形成艾灸–皮肤–神经免疫网络调节体系，从而更全面地说明艾灸的免疫调节作用。李梅研究发现艾灸可以降低血清TNF-α、白细胞介素–1（IL-1）、白细胞介素–6（IL-6）、人内皮素–1（ET-1）表达水平，升高抑炎因子白细胞介素–10（IL-10）表达水平。

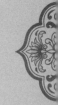

第七章
常见咽喉病的临床诊治

第一节　急性咽炎

急性咽炎，相当于中医学"急喉痹"，指以发病急骤、咽痛、咽黏膜肿胀为特征的疾病，是咽科极为常见的病症之一。急性咽炎是咽黏膜、黏膜下组织的急性炎症，多累及咽部淋巴组织。此病可单独发生，亦常继发于急性鼻炎或急性扁桃体炎。在人群中分布极广，男女老幼均可患病。本病常见于秋冬季及冬春季之交。在历代文献资料中又称"喉痹""风热喉痹""急喉痹""风热喉""红喉""嗌燥""嗌痛""嗌肿""咽痛"等。

【病因】

1. 病毒感染

以柯萨奇病毒、腺病毒、副流感病毒多见，鼻病毒及流感病毒次之，通过飞沫和密切接触传染。

2. 细菌感染

以链球菌、葡萄球菌及肺炎链球菌多见，其中以 A 组乙型链球菌感染者最为严重，可导致远处器官的化脓性病变，称之为急性脓毒性咽炎。

3. 环境因素

如干燥、粉尘、烟雾、刺激性气体等均可引起本病。

多因受寒、疲劳过度、睡眠不足、烟酒刺激等因素诱发。

【临床表现】

一般起病较急，先有咽部干燥、灼热、粗糙感，继有明显咽痛，吞咽时尤重，咽侧索受累时疼痛可放射至耳部。全身症状一般较轻，但因年龄、免疫力以及病毒、细菌毒力不同而程度不一，可有发热、头痛、食欲减退和四肢酸痛等。若无并发症者，一般1周内可愈。

【检查】

口咽部黏膜呈急性弥漫性充血、肿胀，咽后壁淋巴滤泡隆起，表面可见黄白色点状渗出物，悬雍垂及软腭水肿，下颌下淋巴结肿大、压痛，鼻咽及喉咽部亦可呈急性充血，严重者可见会厌水肿。

【诊断】

根据病史、症状及体征，本病诊断不难。但应注意与某些急性传染病（如麻疹、猩红热、流感等）相鉴别。在儿童尤为重要。可行咽拭子培养和抗体测定，以明确病因。此外，如见咽部出现假膜坏死，应行血液学及全身检查，以排除血液病等严重的全身性疾病。

【并发症】

可引起中耳炎、鼻窦炎及呼吸道的急性炎症。急性脓毒性咽炎可能并发急性肾炎、风湿热及败血症等。

【病因病机】

本病内因多为肺、脾、胃的脏腑功能失调，外因多为风邪侵犯，邪毒循经上壅，以致气血瘀滞、脉络痹阻而发病。

咽喉为肺之门户，为肺系所属，风邪入侵，咽喉首当其冲。邪毒循肺系而犯于肺，肺卫蕴热，邪热上炎，咽喉为内外风热所灼，则焮热肿痛，此时邪在卫表，病情轻。若误治、失治，或肺胃邪热壅盛传里，则出现胃经热盛之证候，病情较重。若素体虚寒，风寒犯肺，结于咽喉，则可表现为风寒喉痹。

【辨证分型】

急喉痹临床上大致可分为风热外侵、风寒外袭、肺胃热盛3种证型。其中风热型最常见咽喉部红肿热痛明显并逐渐加重，伴有外感证候，起病快，病程短，治疗效果好，恢复也快。风寒型临床上少见，寒象显著，且往往时间短，很快热化，转化为热邪内积症状。

1.风热外侵

证候特点：咽部疼痛灼热，干燥痒咳，吞咽不利，全身可有发热，微恶风寒，头痛，咳嗽有痰，舌质红，苔薄白或淡黄，脉浮数等。检查见咽部黏膜微红肿。

2.风寒外袭

证候特点：咽部微痛或痒，吞咽不顺，伴恶寒发热，无汗，鼻塞流清涕，咳嗽，痰清稀，舌质淡红，苔薄白而润，脉浮紧。检查见咽部黏膜淡红不肿。

3.肺胃热盛

证候特点：咽部疼痛较剧，可放射至两耳及颈，吞咽困难，如有物噎塞，痰多而黄，不易咯出，舌质红，苔黄腻，脉洪数。检查见咽喉黏膜红肿，软腭及悬雍垂肿胀，喉底淋巴滤泡肿大，颌下有核，压痛，全身可有高热，口干，头痛，小便黄，大便结。

【针灸治疗】

1.针刺疗法

选穴：咽四穴、天突、列缺、照海。

刺法：咽四穴向气管方向斜刺，缓慢进针，以患者出现如鱼刺哽喉感为度；天突穴，应先直刺约5mm，随后将针尖转向下方，在气管前面，紧靠胸骨后方缓慢刺入约25mm，同时嘱患者做吞咽动作以确定针尖未刺入气管内，患者自觉咽部有酸、胀、憋闷感，且有津液分泌的感觉；列缺穴，向上斜刺约13mm，得气即可；照海穴，直刺进针约15mm，得气即可。诸穴无须留针，取得较强针感即可出针。隔日1次，3次为1个疗程。

2.刺血疗法

（1）方案一

部位：耳部、少商穴

刺法：耳尖部，左手拇指、食指捏折耳朵，使耳尖凸起，常规消毒，三棱针点刺出血十数滴。耳背近耳轮处，选取鲜红色血管，轻轻按揉，使其充血，左手将耳背拉平，并用中指顶在内侧耳甲腔内，常规消毒，右手持三棱针点刺血管，待血流出，至自然停止。少商穴，取双侧常规消毒，三棱针点刺出血十数滴。通常刺血仅需一次，必要时可在第2日再次刺血。

（2）方案二

综合刺营放血针法（江西中医药大学谢强教授经验）

1）丛刺患部放血：医者先嘱患者张口，用压舌板压定舌头，暴露口咽腔，然后持5寸长毫针对准咽腔红肿患部，如咽峡、侧束、后壁、扁桃体等处用丛刺法轻浅地刺5~10下（即在患部做比较集中的点状丛刺），直刺0.1cm，微出血即可。

2）点刺三商穴放血：三商为奇穴，位于拇指指甲根部，其桡侧缘为少商，尺侧缘为老商，之间为中商，三穴合称三商。施术时，医者先用手捋患者一侧手臂，从上臂往下沿腕直捋至拇指末端，往返十数下，使拇指局部充盈血液；然后左手握紧拇指根部，右手持三棱针用点刺法快速刺三穴，斜刺0.1cm，疾入疾出，犹似电闪，出约血0.1毫升即可，按同法刺另一拇指穴位。

3）点刺耳轮三点放血：施术时，医者先用左手揉摩患者一侧耳轮约5分钟，使局部充盈血液，然后左手捏紧耳轮相应部位，右手持三棱针用点刺法快刺三点，直刺0.1cm，疾入疾出，犹似电闪，出血约0.1毫升即可，按同法刺另一耳轮三点。

以上均每日1次，3次为1个疗程。

第二节　慢性咽炎

慢性咽炎，相当于中医学"慢喉痹"。指咽部干燥，痒痛不适，哽哽不利，经久不愈的一种慢性咽病。慢性咽炎是咽部黏膜、黏膜下及淋巴组织的弥漫性慢性炎症，常为上呼吸道慢性炎症的一部分。无明显地域性，且各年龄段均可患病，尤以成年人多见，病程长，症状顽固，不易治愈。在历代文献资料中又称为"喉痹""慢喉痹""阴虚喉痹""虚火喉痹""格阳喉痹""阳虚喉痹""帘珠喉痹"等。

【病因】

1.局部因素

（1）急性咽炎反复发作所致。

（2）各种鼻病及呼吸道慢性炎症，长期张口呼吸及炎性分泌物反复刺激咽部，或受慢性扁桃体炎、牙周炎的影响。

（3）烟酒过度、粉尘、有害气体的刺激及辛辣食物等都可引起本病。

2.全身因素

如贫血、消化不良、下呼吸道慢性炎症、心血管疾病、内分泌功能紊乱、维生素缺乏及免疫功能低下等亦可引发。

【临床表现】

一般无明显全身症状。咽部异物感、痒感、灼热感、干燥感或微痛感。常有黏稠分泌物附着于咽后壁，使患者晨起时出现频繁的刺激性咳嗽，伴恶心，无痰或仅有颗粒状藕粉样分泌物咳出，萎缩性咽炎患者有时可咳出带臭味的痂皮。

【检查】

1.慢性单纯性咽炎

黏膜充血，血管扩张，咽后壁有散在的淋巴滤泡，常有少量黏稠分泌物附着在黏膜表面。

2.慢性肥厚性咽炎

黏膜充血、增厚，咽后壁淋巴滤泡显著增生，多个散在突起或融合成块，咽侧索亦充血、肥厚。

3.萎缩性咽炎与干燥性咽炎

黏膜干燥，萎缩变薄，色苍白发亮，常附有黏稠分泌物或带臭味的黄褐色痂皮。

【诊断】

本病诊断不难。但应注意，许多全身性疾病早期症状酷似慢性咽炎。因此，必须详细询问病史，全面仔细检查鼻、咽、喉、气管、食管、颈部乃至全身的隐匿病变，特别要警惕早期恶性肿瘤。在排除这些病变之前，不应轻易诊断为慢性咽炎。

【病因病机】

慢喉痹常为脏腑虚损，耗伤阴分，虚火上炎于咽喉而致，或因风热喉痹反复发作，余邪滞留，或粉尘、浊气刺激，嗜好烟酒、辛辣饮食，劳伤过度等引起。肺阴虚，则津液不足，咽喉失于濡养，兼之虚火循经上炎；肾阴虚，肾之经脉上络于肺，肾阴虚致肺阴虚，虚火上炎，遂致喉痹。另外，虚火上蒸，炼津成痰，加之脉络痹阻，气机不利，致气滞痰凝，痰火郁结。也有真阳亏损，阴寒内盛，虚阳上浮而致者，但较少见。

【辨证分型】

本病多在脏腑、阴阳、气血虚损的基础上发生，一般病程较长。临床所见以阴虚为多，阳虚相对少见，亦有在阴虚或阳虚的基础上兼夹"痰凝"或"瘀血"而表现为虚中夹实者，故辨证治疗时须仔细区分。

1.肺阴虚损

证候特点：咽喉疼痛不甚，干灼不适，口燥咽干，吞咽不利，咽中如有物堵塞，干痒咳嗽，痰少黏稠，或痰中带血，晨轻暮重，至夜尤甚。全身可见五心烦热，唇红颧赤，午后潮热盗汗，舌质红，苔薄或苔干少津，脉细数。检查见喉关及周围黏膜渐红，喉底可见有潮红之细小颗粒突起，甚则融合成片。

2.肝肾阴虚

证候特点：咽喉干灼不适，不甚疼痛，干痒，吞咽不利，咽部如物堵塞，咽干口燥。全身或可见头昏，耳鸣，视朦健忘，腰膝酸软，潮热盗汗，遗精或月经量少，舌质红，少苔，脉细数。检查见喉关及周围黏膜潮红，喉底或见细小潮红颗粒突起，黏膜干燥少津。

3.脾肾阳虚

证候特点：咽喉微痛，梗梗不适，或干渴不思饮，饮则喜热汤，语声低微，精神不振，小便清长，大便溏薄，纳谷不香，手足不温，腰酸腿软，舌质淡，苔白滑，脉沉细弱。检查见咽内不红不肿，或略带淡红色。

4.痰火郁结

证候特点：咽部异物感，痰黏着感，或微痛，易恶心作呕，痰黏稠带黄，口臭，舌质偏红或有瘀斑、瘀点，舌质红，苔黄厚，脉细滑数。检查见咽部色暗红，黏膜肥厚，咽后壁滤泡增多，甚至融合成块，咽侧索肥厚。

【针灸治疗】

1.针刺疗法

（1）方案一

选穴：天突、列缺、照海

刺法：天突穴，应先直刺约5mm，随后将针尖转向下方，在气管前面，紧靠胸骨后方缓慢刺入约25mm，同时嘱患者做吞咽动作以确定针尖未刺入气管内，患者自觉咽部有酸、胀、憋闷感，且有津液分泌的感觉；列缺穴，向上斜刺约13mm，得气即可；照海穴，直刺进针约15mm，得气即可。诸穴皆可留针30分钟，留针时嘱患者不可说话，患者欲咳嗽，则需取出咽部针灸针。隔日1次，3次为1个疗程。

（2）方案二

选穴：咽四穴

刺法：咽四穴经验取自南京中医药大学盛灿若教授。咽四穴向气管方向斜刺，缓慢进针，以患者出现如鱼刺哽喉感为度，留针30分钟，留针时嘱患者不可说话，患者欲咳嗽，则需取出咽部针灸针。隔日1次，3次为1个疗程。

（3）方案三

选穴：咽炎穴、人迎、廉泉

刺法：咽炎穴经验取自山东中医药大学魏履霜。咽炎穴位于甲状软骨上缘，正中旁开1.5寸，人迎穴上1寸。指切法向外推开颈总动脉后，用颤针术向咽后壁刺入1.5寸，使整个咽部出现肿胀感或异物感，后轻轻退针0.5寸，先刺咽炎穴，后刺人迎穴，最后廉泉穴直刺0.3寸，留针30分钟，期间不提插捻转。隔日1次，3次为1个疗程。

2.刺血疗法

（1）方案一

部位：颈前咽喉部、耳部

刺法：仔细观察颈前咽喉部，寻找青紫黑色血络，常规消毒，刺破血络，待血流出，至自然停止。观察耳背近耳轮处，选取青紫黑色血管，轻轻按揉，使其充血，左手将耳背拉平，并用中指顶在内侧耳甲腔内，常规消毒，右手持三棱针点刺血管，待血流出，至自然停止。双侧耳背刺络放血交替进行。每周1次，3次为1个疗程。

（2）方案二

部位：咽后壁

刺法：对患者咽后壁连续点刺5~8次，令患者吐出恶血。每周1次，3次为1个疗程。

3.艾灸疗法

部位：颈前咽喉部

灸法：艾条灸法，先回旋灸，待患者有微热感，皮肤微红，再雀啄灸，灸时艾条短暂抵进皮肤，使患者有热灼感，最后悬灸2分钟。在施灸时应使患者的施灸部位出现透热、传热、扩热等感觉。阳虚者，可加艾条灸大椎穴、涌泉穴。隔日1次，6次为1个疗程。

第三节 急性扁桃体炎

急性扁桃体炎，相当于中医学"急乳蛾"，指以起病急骤，咽痛，腭扁桃体红肿，表面或有黄白脓点为主要特征的疾病。急性扁桃体炎是腭扁桃体的急性非特异性炎症，常伴有不同程度的咽黏膜和淋巴组织炎症，是一种很常见的咽部疾病。本病可双侧咽核同时发病，亦可单侧发病。好发于儿童与青少年，四季均可发病，尤以在春秋两季气温变化时为多。西医学的急性扁桃体炎与本病类似。在历代文献资料中又称为"急蛾""蛾风""飞蛾""风热乳蛾""烂蛾""烂头蛾""蛾喉""连珠蛾"等。若以单侧或双侧咽核为病者，分别称为"单蛾""双蛾""单蛾风""双蛾风"等。

【病因】

乙型溶血性链球菌为本病的主要致病菌，非溶血性链球菌、葡萄球菌、肺炎链球菌、流感杆菌及腺病毒或鼻病毒、单纯性疱疹病毒等也可引起本病。细菌和病毒混合感染者不少见。近年还发现有厌氧菌感染者、革兰阴性杆菌感染者。

正常人咽部及扁桃体隐窝内存留着某些病原体，当人体抵抗力降低时，病原体大量繁殖，毒素破坏隐窝上皮，细菌侵入其实质而发生炎症。受凉、潮湿、过度劳累、烟酒过度、有害气体刺激、上呼吸道有慢性病灶存在等均可诱发本病。

急性扁桃体炎的病原体可通过飞沫或直接接触而传染。通常呈散发性，偶有群体（如部队、工厂、学校）中暴发流行。

【临床表现】

各种类型扁桃体炎的症状相似，急性卡他性扁桃体炎的全身症状及局部症状均较轻。

1.全身症状

多见于急性化脓性扁桃体炎。起病急，可有畏寒、高热、头痛、食欲下降、乏力、全身不适、便秘等。小儿可因高热而引起抽搐、呕吐及昏睡。

2.局部症状

以剧烈咽痛为主，常放射至耳部，伴有吞咽困难。下颌下淋巴结肿大，有时感到转头不便。葡萄球菌感染者，扁桃体肥大较显著，在幼儿还可引起呼吸困难。

【检查】

患者呈急性病容。咽部黏膜呈弥漫性充血，以扁桃体及两腭弓最为严重。腭扁桃体肿大，在其表面可显示黄白色脓点，或在隐窝口处有黄白色或灰白色点状豆渣样渗出物，可连成一片形似假膜，下颌下淋巴结常肿大。

【诊断】

根据其典型的临床表现，本病不难诊断。但应注意与咽白喉、樊尚咽峡炎及某些血液病所引起的咽峡炎等疾病相鉴别（表7-3-1）。

表7-3-1　急性扁桃体炎的鉴别诊断

	咽痛	咽部所见	颈淋巴结	全身情况	实验室检查
急性扁桃体炎	咽痛剧烈，吞咽困难	两侧扁桃体表面覆盖白色或黄色点状渗出物。有时连成膜状，容易擦去	下颌下淋巴结肿大，压痛	急性病容、高热、寒战	涂片：多为链球菌、葡萄球菌；血液：白细胞明显增多
咽白喉	咽痛轻	灰白色假膜常超出扁桃体范围。假膜坚韧，不易擦去，强剥易出血	有时肿大，呈"牛颈"状	精神萎靡，低热，面色苍白，脉搏微弱，呈现中毒症状	涂片：白喉杆菌；血液：白细胞一般无变化
樊尚咽峡炎	单侧咽痛	一侧扁桃体覆盖灰色或黄色假膜，擦去后可见下面有溃疡。牙龈常见类似病变	患侧有时肿大	全身症状较轻	涂片：梭形杆菌及樊尚螺旋体；血液：白细胞略增多
单核细胞增多症性咽峡炎	咽痛轻	扁桃体红肿，有时盖有白色假膜，易擦去	全身淋巴结肿大，有"腺性热"之称	高热、头痛、急性病容。有时出现皮疹，肝脾大等	涂片：阴性或查到呼吸道常见细菌；血液：异常淋巴细胞、单核细胞增多可占50%以上。血清嗜异性疑集试验（+）
粒细胞缺乏性咽峡炎	咽痛程度不一	坏死性溃疡，上面覆有深褐色假膜，周围组织苍白。软腭、缺垫、牙龈有同样病变	无肿大	脓毒性弛张性高热，全身情况迅速衰竭	涂片：阴性或查到一般细菌；血液：白细胞显著减少，中性粒细胞锐减或消失
白血病性咽峡炎	一般无痛	早期为一侧扁桃体浸润肿大，覆有灰白色假膜，继而表面坏死，常伴有口腔黏膜肿胀、溃疡或坏死	全身淋巴结肿大	急性剧体温升高，早期出现全身性出血，全身衰竭	涂片：阴性或查到一般细菌；血液：白细胞增多，分类以原始白细胞和幼稚白细胞为主

【并发症】

1.局部并发症

炎症直接波及邻近组织，常导致扁桃体周围脓肿；也可引起急性中耳炎、急性鼻炎及鼻窦炎、急性淋巴结炎、喉旁脓肿等。

2.全身并发症

急性扁桃体炎可引起全身各系统疾病，常见有急性风湿热、心肌炎、急性肾炎、急性关节炎及急性骨髓炎等，其发病机制尚在探讨。一般认为这些并发症的发生与各个靶器官对链球菌所产生的Ⅲ型变态反应有关。

【治疗】

1.一般疗法

本病具有传染性，故患者要适当隔离。卧床休息，进流质饮食及多饮水，加强营养及疏通大便，咽痛较剧或高热时，可口服解热镇痛药。

2.抗生素应用为主要治疗方法

首选青霉素，根据病情轻重，决定给药途径。若治疗2~3天后病情无好转，高热不退，应分析其原因，改用其他种类抗生素，或酌情使用糖皮质激素。

3.局部治疗

常用复方硼砂溶液、复方氯已定含漱液或1∶5000呋喃西林液漱口。

4.手术治疗

本病有反复发作倾向。因此，对已有并发症者，应在急性炎症消退后施行扁桃体切除术。

【病因病机】

急乳蛾的发生多因风热之邪入侵肺系搏结于喉核，致使脉络受阻，肌膜受灼，喉核红肿疼痛，状如蚕蛾。若平素多食炙煿，过饮热酒，肺胃蕴热，或邪气亢盛化为火毒，均可致喉核肉腐生脓。

【辨证分型】

急乳蛾临床辨证应根据患者全身证候和局部证候而进行，常常可以分为如下两型。

1.风热犯肺

咽痛，吞咽加剧，发热恶寒，口渴，或有咳嗽、鼻塞、头痛，舌质红，苔薄黄，脉浮数。检查见喉核红肿。

2.肺胃热盛

咽痛剧烈，可放射到耳部，吞咽困难，壮热不寒，口渴，咯痰黄稠，口臭，大便秘结，小便黄，舌红，苔黄厚，脉洪数。检查见喉核红肿，表面有黄白色脓点。

【针灸治疗】

1.针刺疗法

（1）方案一

选穴：咽四穴、天突、列缺、照海

刺法：咽四穴向气管方向斜刺，缓慢进针，以患者出现如鱼刺哽喉感为度；天突穴，应先直刺约5mm，随后将针尖转向下方，在气管前面，紧靠胸骨后方缓慢刺入约25mm，同时嘱患者做吞咽动作以确定针尖未刺入气管内，患者自觉咽部有酸、胀、憋闷感，且有津液分泌的感觉；列缺穴，向上斜刺约13mm，得气即可；照海穴，直刺进针约15mm，得气即可。诸穴无须留针，取得较强针感即可出针。隔日1次，3次为1个疗程。

（2）方案二

醍醐灌顶针灸法（江西中医药大学谢强教授经验）

选穴：廉泉、天突、气海、中脘、百会、大椎

刺法：针刺得气后，嘱患者吸气时舌抵上颚，以交会阴阳，交通任督。

每日1次，7次为1个疗程。

2.刺血疗法

（1）方案一

部位：耳部、少商穴

刺法：耳尖部，左手拇指、食指捏折耳朵，使耳尖凸起，常规消毒，三棱针点刺出血十数滴。耳背近耳轮处，选取鲜红色血管，轻轻按揉，使其充血，左手将耳背拉平，并用中指顶在内侧耳甲腔内，常规消毒，右手持三棱针点刺血管，待血流出，至自然停止。少商穴，取双侧常规消毒，三棱针点刺出血十数滴。通常刺血仅需一次，必要时可在第2日再次刺血。

（2）方案二

综合刺营放血针法（江西中医药大学谢强教授经验）

1）丛刺患部放血：医者先嘱患者张口，用压舌板压定舌头，暴露口咽腔，然后持5寸长毫针对准咽腔红肿患部，用丛刺法轻浅地刺5~10下（即在患部做

比较集中的点状丛刺），直刺0.1cm，微出血即可。

2）点刺三商穴放血：三商为奇穴，位于拇指指甲根部，其桡侧缘为少商，尺侧缘为老商，之间为中商，三穴合称三商。施术时，医者先用手捋患者一侧手臂，从上臂往下沿腕直捋至拇指末端，往返十数下，使拇指局部充盈血液；然后左手握紧拇指根部，右手持三棱针用点刺法快速刺三穴，斜刺0.1cm，疾入疾出，犹似电闪，出血约0.1毫升即可，按同法刺另一拇指穴位。

3）点刺耳轮三点放血：施术时，医者先用左手揉摩患者一侧耳轮约5分钟，使局部充盈血液，然后左手捏紧耳轮相应部位，右手持三棱针用点刺法快刺三点，直刺0.1cm，疾入疾出，犹似电闪，出血约0.1毫升即可，按同法刺另一耳轮三点。

每日1次，3次为1个疗程。

3.艾灸疗法

选穴：涌泉穴

灸法：取涌泉穴行回旋灸与温和灸，每次30分钟，每日1次，7次为1个疗程。

第四节　慢性扁桃体炎

慢性扁桃体炎，相当于中医学"慢乳蛾"，多由急性扁桃体炎反复发作或因扁桃体隐窝引流不畅，窝内细菌、病毒滋生感染而演变为慢性炎症。慢性扁桃体炎是指以反复发作的咽痛或异物感，腭扁桃体肿大或萎缩，或有脓栓为特征的疾病。本病是咽科临床发病率极高的一种常见病、多发病。本病多为两侧咽核同时发病，罕有单侧发病者。无明显地域性。在人群中分布极广，无论男女老幼均可患病，但以儿童为多。西医学的慢性扁桃体炎与本病类似。历代文献资料中又称为"阴蛾""死鹅核""双单鹅""虚火乳蛾""白色喉鹅"等。这些病名基本上是以其发病病因、咽核色泽、质地与症状特点进行命名的。

【病因】

链球菌和葡萄球菌为本病的主要致病菌。反复发作的急性扁桃体炎使隐窝内上皮坏死，细菌与炎症渗出物聚集其中，隐窝引流不畅，导致本病的发生和发展，也可继发于猩红热、白喉、流感、麻疹、鼻腔及鼻窦感染。本病的发生机制尚不清楚，近年来认为与自身变态反应有关。

【临床表现】

患者常有咽痛，易感冒及急性扁桃体炎发作史，平时自觉症状少，可有咽内发干、发痒、异物感、刺激性咳嗽等轻微症状。若扁桃体隐窝内潴留干酪样腐败物或有大量厌氧菌感染，则出现口臭。小儿扁桃体过度肥大，可能出现呼吸不畅、睡时打鼾、吞咽或言语共鸣的障碍。由于隐窝脓栓被咽下，刺激胃肠，或隐窝内细菌、毒素等被吸收引起全身反应，导致消化不良、头痛、乏力、低热等。

【检查】

扁桃体和腭舌弓呈慢性充血，黏膜呈暗红色，用压舌板挤压腭舌弓时，隐窝口有时可见黄、白色干酪样点状物溢出。扁桃体大小不定，成人扁桃体多已缩小，但可见瘢痕，凹凸不平，常与周围组织粘连。患者常有下颌下淋巴结肿大。

【诊断及鉴别诊断】

应根据病史，结合局部检查进行诊断。患者有反复急性发作的病史，为本病诊断的主要依据。扁桃体的大小并不表明其炎症程度，故不能以此做出诊断。本病应与下列疾病相鉴别：

1.扁桃体生理性肥大

多见于小儿和青少年，无自觉症状，扁桃体光滑、色淡，隐窝口清洁，无分泌物潴留，与周围组织无粘连，触之柔软，无反复炎症发作病史。

2.扁桃体角化症

常易误诊为慢性扁桃体炎。角化症为扁桃体隐窝口上皮过度角化所致，而出现白色尖形砂粒样物，触之坚硬，附着牢固，不易擦拭掉，如用力擦之，则留有出血创面。类似角化物也可见于咽后壁和舌根等处。

3.扁桃体肿瘤

一侧扁桃体迅速增大或扁桃体肥大并有溃疡，常伴有同侧颈淋巴结肿大，应考虑肿瘤的可能，需行活检确诊。

【并发症】

慢性扁桃体炎在身体受凉受湿、全身衰弱、内分泌紊乱、自主神经系统失调或生活及劳动环境不良等情况下，容易形成"病灶"，发生变态反应，产生各种并发症，如风湿性关节炎、风湿热、心脏病、肾炎等。

【病因病机】

中医认为本病以脏腑虚损，虚火上炎为主要病因，多由于风热乳蛾或风热喉痹治而未愈，缠绵日久，邪热伤阴而致，或温热病后余邪未清而引发。亦有因脾胃虚弱或邪毒久滞喉核而致病。

1.肺肾阴虚，虚火上炎

邪毒滞留，灼伤阴津，或温热病后余邪未清，肺肾亏损，津液不足，不能上输以滋养咽喉，阴虚内热，虚火循经上炎，灼于喉核而为病。

2.脾胃虚弱，喉核失养

素体脾胃虚弱，不能运化水谷精微，气血生化不足，喉核失养；或脾不化湿，湿浊内生，结聚于喉核而为病。

3.痰瘀互结，凝聚喉核

邪毒滞留，日久不去，气机不畅，痰由内生，气滞血瘀，痰瘀互结喉核，脉络闭阻而为病。

小儿脏腑柔弱，形气未充，易为外邪所感，病后不仅阴液受伤，阳气也常受损，抗病能力减退。邪毒虽不甚重，但因正气虚弱，故不易于消除而留滞于咽喉，日久不去，气血凝结不散，肿而为蛾。

【辨证分型】

慢乳蛾多为肺肾阴虚，虚火上炎型，但亦可见脾胃虚弱，喉核失养型及痰瘀互结，凝聚喉核型等证型，临床上应辨证施治。

1.肺肾阴虚，虚火上炎

证候特点：咽部干燥不适，微痛，微痒，干咳无痰或痰少而黏，哽哽不利，一般以午后症状明显，并可有午后颧红，精神疲乏，手足心热，讲话乏力，或有头晕眼花，耳鸣，耳聋，腰膝酸软，虚烦失眠等症，舌质红或干，少苔，脉细数。检查见扁桃体肥大、潮红，连及周围，扁桃体上或有黄白色脓点，或当扁桃体被挤压时有黄白色脓样物溢出。

2.脾胃虚弱，喉核失养

证候特点：咽干痒不适，异物梗阻感，咳嗽痰白，胸脘痞闷，易恶心呕吐，口淡不渴，大便不实，舌质淡，苔白腻，脉缓弱。检查见扁桃体淡暗、肥大，溢脓白黏。

3.痰瘀互结，凝聚喉核

证候特点：咽干涩不利，或刺痛胀痛，痰黏难咯，迁延不愈。全身症状不明显，舌质暗红有瘀点，苔白腻，脉细涩。检查见咽部暗红，扁桃体肥大质韧，表面凹凸不平。

【针灸治疗】

1.针刺疗法

选穴：咽安（谢强经验穴，位于下颌角下缘颈侧部）、三阴交、上廉泉、合谷

刺法：直刺咽安穴0.5寸，行提插捻转补法，以出现酸、麻、重、胀感为度。留针30分钟，15分钟行针一次，出针用补法。同时配合针刺三阴交、上廉泉、合谷穴，得气后留针30分钟。每日1次，7天为1个疗程。

2.刺血疗法

刺法：丛刺患部放血（江西中医药大学谢强教授经验）。医者先嘱患者张口，用压舌板压定舌头，暴露口咽腔，然后持5寸长毫针对准咽腔红肿患部，用丛刺法轻浅地刺5~10下（即在患部作比较集中的点状丛刺），直刺0.1cm，微出血即可。每日1次，3次为1个疗程。

3.艾灸疗法

选穴：涌泉穴

灸法：取涌泉穴行回旋灸与温和灸，每次30分钟，每日1次，7次为1个疗程。

第五节 咽异感症

咽异感症，相当于中医学"梅核气"，泛指除疼痛以外的各种咽部异常感觉。咽异感症是指咽喉中感觉异常，如梅如球，咯之不出，咽之不下的一种疾患。多在吞咽动作时，尤其是吞咽唾液时感觉明显，吞咽食物时反而无异常感觉。一般认为多无器质性病变存在，也无明显地域性。以成年人，尤其是青壮年女性为多见。西医学的咽异感症、癔球症与本病类似。在历代文献中又称之为"咽中如有炙脔""咽中如炙肉脔""喉咽不利""咽喉不利""咽喉中如有物妨闷""咽喉中如有物噎塞""咽中如哽""咽中介介如哽状"。

【病因】

1.咽部疾病

各种类型的咽部炎症、扁桃体及会厌病变，如咽后壁淋巴滤泡增生、扁桃体角化症、舌扁桃体肥大、会厌囊肿等。

2.咽邻近器官的疾病

茎突过长，甲状软骨上角过长，咽侧间隙和颈部肿块，喉部疾病（如慢性喉炎，喉部良、恶性肿瘤），口腔疾病等。

3.远处器官的疾病

消化道疾病（如胃食管反流、消化道溃疡、胆石症、胆道蛔虫病等），心血管系统疾病（高血压性心脏病、左室肥大、主动脉瘤等），肺部疾病（气管、支气管炎等），膈疝，屈光不正等。

4.全身因素

严重的缺铁性贫血，自主神经功能失调，长期慢性刺激（如烟、酒、粉尘和化学药物），甲状腺功能减退、更年期内分泌失调（妇女多见）等。

5.其他

精神因素和功能性疾病咽喉、气管、食管无器质性疾病，主要由大脑功能失调所引起的咽部功能障碍。

【临床表现】

本症临床常见，30~40岁女性较多。患者感到咽部或颈部中线有异物阻塞、烧灼感、痒感、紧迫感、黏着感等。位置常在咽中线上或偏于一侧，多在环状软骨或甲状软骨水平，其次在胸骨上区，较少在舌骨水平，吞咽饮食无碍。病程较长的常常伴有焦虑、急躁和紧张等精神症状，其中以恐癌症较多见。

【检查】

1.排除器质性病变

对咽异感症患者，首先应考虑器质性因素，以免误诊。

2.仔细检查咽部

观察有无黏膜充血、肿胀、萎缩、淋巴组织增生、瘢痕或肿瘤等。还应注意咽黏膜皱褶之间的微小黏膜糜烂、鼻咽顶部的咽囊开口、咽隐窝内的粘连、黏膜下型鼻咽癌、扁桃体实质内的病变等。除视诊外，触诊亦很重要。可采用下列方法进行：咽部触诊；颈部触诊；咽-颈部联合触诊。

3.邻近器官或全身检查

应对眼、耳、鼻、喉、颈、消化道和心胸等处进行检查，特别重视胃食管反流导致的咽异感症。必要时，还应进行纤维喉镜、纤维食管镜或胃镜、胸部X线透视或照片、茎突照片、颈椎照片、X线食管吞钡透视或照片、颈部及甲状腺B超检查等。

【诊断】

根据症状、检查的全部资料进行综合分析后方可做出诊断。诊断中注意区分器质性因素和功能性因素，区分全身性因素和局部因素。

【病因病机】

梅核气发病多属实证，但亦有虚实夹杂者，实者多咎之于情志所伤，气结痰凝，或五志化火，心肝郁热；虚实夹杂证则应责之心、肾、肝、胃之津液亏损伴以肝气郁结。在梅核气发病初起，或病程较短者，以情志所伤，气结痰凝为多见；日久不愈者，则可转化为心肝郁热之证，而阴津亏虚之体又逢气伤肝之因，则必成阴虚气郁之候。然无论何种原因，其终必兼"气结"，或痰凝气结，或火热气结，或阴虚气结。

【辨证分型】

1.痰气交阻证

证候特点：咽异物感明显，自觉空咽时有物堵塞，如梅如球，或如痰块之状，哽哽然，咯之不出，咽之不下，时轻时重，常随情志波动而增减，多伴郁郁寡欢，胸胁胀满，纳呆脘痞，舌质淡红，舌苔白而薄腻，脉弦或弦滑。检查见咽喉肌膜正常。

2.心肝郁热证

证候特点：咽喉不利，如物梗塞，咯之不出，咽之不下，伴心烦少寐，急躁易怒，心胸烦热，多疑多虑，舌边尖红，舌苔薄黄，脉弦数。检查见咽喉肌膜无异常。

3.阴虚气郁证

证候特点：咽喉干燥不利，如物堵塞，哽涩感，咯之不出，咽之不下，伴五心烦热，胸闷不舒，头晕目眩，腰膝酸软，舌红少苔，脉弦细。

【针灸疗法】

1.针刺疗法

选穴：舌三针、天突、内关、合谷、鱼际、丰隆、太冲

刺法：舌三针（以拇指一、二指骨间横纹平贴于下颌前缘，拇指尖处为第一针，其左右各旁开1寸为第二针、第三针），用1.5寸毫针向舌根方向进针0.5~0.8寸，同时嘱患者呼吸并做吞咽动作，反复数次，直至患者感咽部症状减轻或消失为止；天突穴直刺5mm后，然后沿胸骨柄后缘、气管前缘缓慢向下刺1寸左右；其余各穴针刺后有酸、胀、麻得气感后，留针30分钟，均用平补平泻法。每日1次，7次为1个疗程。

2.刮痧疗法

部位：任脉胸段（天突穴至膻中穴）

操作：用刮痧油，力度轻，刮痧板与皮肤呈45°角，自上而下刮拭任脉胸段。施术10分钟，以刮痧部位出现皮肤潮红为度，不强求有出血点痧象。每周治疗2次，共治疗4周。

3.耳穴疗法

选穴：咽喉、肝、神门、皮质下、内分泌、脑点、三焦、交感、胸

操作：将中药磁珠用胶布贴于耳穴上，每日揉按3~5次，同时做吞咽运动，每次3~5分钟，使耳部产生酸、胀、痛的感觉。每3天更换1次，3次为1个疗程。

第六节　急性喉炎

急性喉炎，相当于中医学"急喉喑"，指发病急，声音不扬或嘶哑，喉部肌膜红肿为特征的一种急性喉病，又称"暴喑"。急性喉炎是喉黏膜的急性卡他性炎症，好发于冬春季节，是一种常见的急性呼吸道感染性疾病。本病无明显地域性，可发于任何年龄，若在婴幼儿中发病则症状严重，可引起呼吸困难，发展为急喉风。

急喉喑是20世纪70年代倡用的病症名称。由于历代对本病症的认识不同，对本病的发病特点观察角度差异以及当时疾病发生的时代性特点，所沿用的名称很多，有的仅是一种症状名。如：喝、喑、喑哑、声嘶、声喝、喉喑、卒喑、卒然无音、瘁喑、暴喑、暴言难、猝哑、卒失音、卒风喑、暴咳失声、暴哑、失音、喉瘖、哑瘴喉风、紧喉风、走马喉风、喉痛失声等。其中有些病症名称可能还包含着非喉病的喑证。

【病因】

1.感染

常发生于感冒之后，先为病毒感染，后继发细菌感染。开始时多为鼻腔、鼻咽和口咽急性卡他性炎症，如感染向下扩展便可引起喉黏膜的急性卡他性炎症。

2.用声过度

用声过度也可引起急性喉炎，如说话过多，大声喊叫，剧烈久咳等。

3.其他

吸入有害气体（如氯气、氨气等）、粉尘或烟酒过度等。

【症状】

急性喉炎常发生于感冒之后，故有鼻塞、流涕、咽痛等症状，并可有畏寒、发热、乏力等全身症状。局部症状有：

1.声嘶

声音嘶哑是急性喉炎的主要症状，开始时声音粗糙低沉，以后变为沙哑，严重者完全失声。

2.咳嗽、咳痰

因喉黏膜发生卡他性炎症，故可有咳嗽、咳痰，但一般不严重。伴有气管、支气管炎症时，咳嗽、咳痰会加重。

3.喉痛

急性喉炎可有喉部不适或疼痛，一般不严重，也不影响吞咽。

【检查】

喉镜检查可见喉黏膜不同程度充血，声带由白色变为粉红色或红色。严重时可见声带黏膜下出血，但两侧声带运动正常。

【诊断】

根据病史有感冒或用声过度等诱因，出现声嘶等症状，喉镜检查见喉黏膜充血、水肿，尤其是声带充血，即可作出急性喉炎的诊断。

【病因病机】

中医学认为急喉喑多由风寒或风热、疫毒、疠气袭肺所致，受凉、劳累和吸入有毒气体常为致病诱因。风寒袭肺，肺气壅遏，气机不利，风寒之邪凝聚于喉；或风热邪毒由口鼻而入，内伤于肺，肺气不宣，邪热上蒸结于喉部；或肺胃素有蕴热，复感风热或疫疠之邪，内外邪热搏结不散，结聚于喉；或过食辛辣炙煿，内酿湿热，痰火互结于喉部，气血壅滞，脉络痹阻，致喉部肌膜红肿，声门开合不利而为喑。

小儿脏腑娇嫩，气道较窄，若感受外邪，或邪热壅盛，炼津为痰，痰热交结于喉，致气道壅塞，甚者发展为急喉风。正如《喉科心法》谓："此阳症之中，最急最恶者也。突然而起，暴发暴肿，转肿转大，满喉红丝缠绕，疼痛异常，声音不能出，汤水不能入，痰涎壅塞闭胀，势如绳索绞喉，不急治即能杀人。活之者必飞骑去救，不可稍缓。"故临症尤需注意。

从上可见，急喉喑的病位在喉，内应于肺脏，主要病机为"金实不鸣"，属于标实之证。

【辨证分型】

1.风热侵犯

证候特点：声音嘶哑，喉部灼热感，干咳无痰，或痰少难出，咽喉干燥微痛。伴有发热，微恶寒，头痛，鼻塞。舌边微红，苔薄白或微黄，脉浮数。检查见喉部及声带充血、水肿，表面或有黄白色痰涎，声带活动尚好，但发声时声门闭合不全。

2.痰热壅盛

证候特点：喉痛声嘶较重，咳嗽痰多黄稠，喉部阻塞感，吞咽不畅，甚则气促，胸闷。全身可伴有高热，口干喜饮，小便黄，大便秘结，舌质红，苔黄厚，脉滑数或洪数。检查见声带红肿明显，咽喉部黏膜弥漫性充血、肿胀，声门闭合欠佳。

3.风寒外袭

证候特点：受凉后，猝然声音不扬，甚至嘶哑失音，咽微痛，微痒，吞咽不利，咳嗽声重。伴低热，恶寒，鼻塞流涕，头痛，无汗，口不渴，舌淡红，苔厚白，脉浮紧。检查见声带淡红而肿胀，喉部黏膜微红肿。

4.热毒蕴结

证候特点：常有外感病史，继后出现哮吼样呛咳，吸气性呼吸困难，出现"三凹征"，喉间有痰鸣音，或有声音嘶哑，或有发热恶寒，喉部灼热疼痛，舌红苔黄，脉弦滑数。检查见声带明显充血，声门下黏膜肿胀明显，声门下成一狭窄裂缝。

【针灸疗法】

1.针刺疗法

选穴：开音1号穴、开音2号穴（江西中医药大学谢强教授经验）、合谷穴

操作：开音1号穴，位于自人迎穴向颈正中线旁开0.5寸处，朝甲状软骨后缘杓会厌皱襞处斜刺0.7寸，用雀啄进针手法。

开音2号穴，位于自水突穴向颈正中线旁开0.5寸处，向环甲关节处斜刺0.7寸，用雀啄进针手法。采用提插泻法，强刺激，隔5分钟捻针1次，留针30分钟，每日1次，3次为1个疗程。

2.刺血疗法

综合刺营放血针法（江西中医药大学谢强教授经验）

1）点刺三商穴放血：三商为奇穴，位于拇指指甲根部，其桡侧缘为少商，尺侧缘为老商，之间为中商，三穴合称三商。施术时，医者先用手捋患者一侧手臂，从上臂往下沿腕直捋至拇指末端，往返十数下，使拇指局部充盈血液；然后左手握紧拇指根部，右手持三棱针用点刺法快速刺三穴，斜刺0.1cm，疾入

疾出，犹似电闪，出血约0.1毫升即可，按同法刺另一拇指穴位。

2）点刺耳轮三点放血：施术时，医者先用左手揉摩患者一侧耳轮约5分钟，使局部充盈血液，然后左手捏紧耳轮相应部位，右手持三棱针用点刺法快刺三点，直刺0.1cm，疾入疾出，犹似电闪，出血约0.1毫升即可，按同法刺另一耳轮三点。

第七节　慢性喉炎

慢性喉炎，相当于中医学"慢喉喑"，指声音不扬或嘶哑，喉肌膜肿厚，经久不愈的一种喉部慢性非特异性炎症，临床上将其分为慢性单纯性喉炎、肥厚性喉炎和萎缩性喉炎。慢性喉炎是喉科常见多发病之一，多由急喉失治，长期发声过度所致。发病无年龄差异，但多见于中年人，无地域性分布，常以职业用声者属多。

慢喉喑是20世纪80年代开始倡用的中医病症名称。同时期也曾用过"久喉喑"。在中医高等医药院校的教材中则统一用"慢喉喑"。它属于历代喑证中的一种。由于历史发展阶段不同，其所应用的名称亦不一样，多有局限性。其中有症状名或为证名。常见到的有：喑、久喑、喉破、声散、声哑喉、虚哑喉、阴虚声哑、久病声哑、久病失音、金伤声哑、金伤声碎、火病失音、失血喉哑、虚损喉、狐惑声哑、久嗽声哑、久咳声嘶、哑劳等。

【病因】

慢性喉炎确切病因尚不明确，可能和下列因素有关。

1.用声过度

本病多见于长期用嗓的人员，如教师、销售人员和长期噪声环境下工作人员。

2.长期吸入有害气体或粉尘

如长期吸烟，长期在粉尘环境中工作。

3.鼻腔、鼻窦或咽部慢性炎症

这些部位的炎症可直接扩展到喉部，也可因鼻阻塞，外界空气未经鼻腔处理长期经口呼吸刺激喉黏膜。

4.急性喉炎反复发作或迁延不愈

5.下呼吸道有慢性炎症

长期咳嗽及脓性分泌物刺激喉部黏膜。

【临床表现】

1.声音嘶哑

声嘶是慢性喉炎的主要症状，声嘶程度可轻重不等。有些患者晨起时发声尚正常，但讲话过多后出现声嘶，另有一些患者晨起时声嘶较重，讲一段时间话后或喉部分泌物咳出后声嘶反而减轻。大多数患者噤声一段时间后声嘶缓解，但讲话过多又会加重。

2.喉部不适

干燥感，讲话过多还伴有喉痛。

3.分泌物

有的患者喉部分泌物增加，形成黏痰，讲话时感费力，需咳出后讲话才感轻松。

【检查】

1.慢性单纯性喉炎

喉黏膜弥漫充血，有时有轻度肿胀，声带由白色变粉红色，边缘变钝。声带表面有时可见黏痰，并在两侧声带缘之间形成黏液丝。

2.肥厚性喉炎

肥厚性喉炎以室带肥厚多见，肥厚的室带可遮盖部分声带，或两侧室带前部互相靠在一起，以致间接喉镜下看不到声带前部。声带肥厚，边缘变钝，严重者两侧声带前部互相靠在一起，声门不能完全打开。

3.萎缩性喉炎

喉黏膜变薄、干燥，严重者喉黏膜表面有痂皮形成，声门闭合时有梭形裂隙。

【诊断】

根据有长期声嘶的病史，结合喉镜检查所见，通常不难作出诊断，但引起声嘶的喉部疾病较多，应注意鉴别，见表7-7-1。

表7-7-1　声嘶的鉴别诊断要点

病名	症状与病史特点	体征与辅助检查
急性喉炎	起病较急，常有感冒或讲话过多引起声嘶的病史	黏膜、声带弥漫性充血、肿胀、常附有黏痰
急性喉炎、小儿急性喉炎、急性喉气管支气管炎	起病急，发热，声嘶，"空、空"样咳嗽，呼吸困难	可有喉阻塞临床表现，肺部呼吸音粗糙，有啰音

续表

病名	症状与病史特点	体征与辅助检查
喉异物	有异物吸入史，声嘶，剧咳，呼吸困难	颈侧位X线片、喉镜检查可见异物
喉白喉	起病较缓，发热不高，常有脸色苍白、精神萎靡等全身中毒症状	咽、喉部黏膜表面有灰白色假膜，分泌物涂片、培养找到白喉杆菌
慢性喉炎	起病缓慢，声嘶初为间歇性，后呈持续性，有黏痰	声带慢性充血、肥厚或萎缩，有时闭合不全
声带小结	持续性声嘶	双侧声带前、中1/3交界处有对称的小突起
声带息肉	持续性声嘶	声带边缘有淡红色、表面光滑息肉样组织，多为单侧性
癔症性失声	突然失声，但咳嗽，哭笑声仍正常	声带的形态、色泽并无异常，发"咿"声时不能向中线合拢
喉外伤	有外伤史。轻者仅有喉痛，声嘶，咯血，重者有呼吸困难，皮下气肿，吞咽困难及休克	早期喉黏膜充血、肿胀，喉腔变形，后期狭窄，声带运动障碍
喉返神经麻痹	单侧：声嘶；双侧：主要是吸气性呼吸困难	分别为单侧声带运动麻痹和双侧声带运动麻痹
喉结核	低热、咳嗽、咽喉疼痛、声嘶无力	喉黏膜苍白水肿，有边缘不整齐的浅溃疡，X线肺部检查有结核灶
喉梅毒	声嘶，重者有呼吸困难	喉黏膜暗红色、边缘锐利的溃疡，有会厌缺损和瘢痕收缩，血清学反应阳性
喉乳头状瘤	病程缓慢，声嘶逐渐加重	可见灰白色乳头样肿瘤，常见于声带或室带处
喉癌	进行性声嘶，喉痛，血痰，有时引起呼吸困难	菜花样或结节状肿物，多发生于声带、室带或会厌处，有时声带固定，可有转移性颈淋巴结肿大

【病因病机】

中医学认为慢喉喑常由急喉喑迁延不愈或反复发作而成。肺主气，肺为气之源，肾为气之根，即声音出于肺而源于脾，根于肾，所以本病多由肺、脾、肾脏虚损所致。若素体虚弱或劳累太过或久病失养，致肺肾阴亏，不能润泽咽喉，又因阴虚生内热，虚火上炎，致声门失健而成喑；若过度发声，耗伤肺气，或久病失调，肺脾气虚，气虚则无力鼓动声门而喑。若病后余邪未清，结聚于喉，或发音不当，耗气伤阴，均可致局部脉络受损，气滞血瘀痰凝，导致声带肿胀，甚至形成小结或息肉而为暗。

从上可见，慢喉暗的病位在喉，内应的脏腑主要有肺、脾、肾脏，其主要病机为"金破不鸣"，属本虚或本虚标实之证。

【辨证分型】

首先，本病病程缠绵，以虚证居多，且以肺肾阴虚为主；亦有实证者，如气滞血瘀痰凝，故临床上首先需辨清虚实。其次，要将声带等喉部的局部辨证与全身辨证相结合，使之辨证正确，提高疗效。

1.肺肾阴虚

证候特点：声音嘶哑，时轻时重，低沉费力，讲话不能持久，每因劳累或多言后声嘶加重，常有清嗓习惯，干咳少痰，喉部微痛或干痒不适。全身伴腰膝酸软，心烦少寐，口渴咽干，午后颧红，舌红少苔，脉细数。检查见声带微红或暗红，边缘增厚，常有黏痰黏附，声门闭合不全。

2.肺脾气虚

证候特点：声嘶日久，劳则加重，语言低微，讲话费力，不能持久。全身可见少气懒言，面色萎黄，倦怠乏力，纳呆便溏，唇舌淡红，舌体胖或有齿痕，苔薄白或腻，脉虚弱。检查见咽喉黏膜色淡，声带松弛无力，声门闭合不良。

3.气滞血瘀痰凝

证候特点：声嘶日重，持续无减，讲话费力，喉内不适，有异物感，喉中有痰，常"吭喀"以清嗓。全身可伴胸闷不舒，咽干不欲多饮，舌暗红或有瘀点，苔薄白，脉涩。检查见喉部黏膜暗红肿胀，声带暗红肿胀如棒状，常有痰液粘附，或可见有小结或息肉。

4.痰热蕴结

证候特点：声嘶时轻时重，说话费力，痰多黄稠，时有咳嗽，常"吭喀"清嗓，喉中不适，或咽痛时作，咽干欲饮，舌红苔黄腻或厚，脉弦滑。检查见喉黏膜充血，声带暗红或淡红，水肿肥厚明显，边缘厚钝，或见息肉或声带水肿息肉样变，声门闭合不全。

【针灸治疗】

1.针刺疗法

（1）方案一

选穴：人迎、水突、扶突、廉泉、上廉泉为主穴，实证配合谷、少商、太

冲、列缺或丰隆，虚证配鱼际、太溪、足三里、尺泽、三阴交、脾俞、肾俞

操作：平补平泻针法，每日针刺1次，留针20分钟，5次为1个疗程。

（2）方案二

选穴：开音1号穴（谢强经验穴）、廉泉穴、通里穴

操作：开音1号穴位于自人迎穴向颈正中线旁开0.5寸处，朝甲状软骨后缘杓会厌皱襞处斜刺0.5寸，用雀啄进针手法。廉泉穴、通里穴以得气为度。每日针刺1次，留针20分钟，5次为1个疗程。

（3）方案三

选穴：嗓音穴（刘厥军经验效穴）

操作：嗓音穴位于甲状舌骨膜中央处，在人迎穴上1~1.5寸，向后0.5~1寸。针刺方法：以鱼刺卡感为针感，每天针刺1次，15天为1个疗程，同时嘱患者保持声带休息，共2个疗程。

2.穴位注射法

选穴：阚音穴（汪冰经验效穴）

操作：阚音穴位于甲状软骨板切迹上方约1cm处。以糜蛋白酶进行穴位注射，然后行双侧耳尖放血各2~3滴。每周1次，根据病情需3~5次。

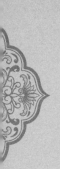

第八章

咽喉病的日常管理与护理

　　健康人或患有急慢性咽喉病者，都需要注意改善生活习惯，合理饮食，保证充足的休息，适量运动，监测病情变化等，从而预防和控制疾病的发生。

一、合理饮食

　　饮食宜清淡、易消化，避免过食辛辣刺激食物，忌烟酒，尽量避免吸入二手烟，减少食物对咽喉部的刺激；亦可适量进食清热降火的蔬菜水果，如苦菊、苦瓜等，或食用清凉润肺饮料，如荸荠、白茅根、玄参、地黄、麦冬等煎水服。

二、休息和运动

　　保证充足的睡眠、适当的体育锻炼，增强身体免疫力，可以减少咽喉疾病的发声。同时，尽量避免高声说话或强烈的咳嗽，避免对咽喉的强烈刺激。

三、日常护理

　　养成良好习惯，咳嗽或打喷嚏时要掩住口鼻，最大限度减少致病菌的传播。饭后用温盐水漱口，可清除细菌和口腔异物。卧室床头可使用加湿器，提高环境湿度，缓解咽喉干燥和发痒。不要讲话过多，更不要大声讲话，切忌声嘶力竭地喊叫，以利声带炎症消退。声带小结手术后最好要噤声1~2周。忌用清嗓这个动作来咳出咽喉中的痰液，或者使自己的声音更加清亮，因为这个动作使声带瞬间严重拉紧，容易造成声带损伤。

四、及时治疗其他疾病

由于咽喉部的症状通常可以是其他全身疾病的局部表现之一，同时也可继发于附近组织疾病，如鼻、鼻窦、口腔等相关疾病，所以及时治疗其他疾病，可以防止出现或及早缓解咽喉部症状。

五、日常监测病情

患者需关注自身咽喉局部症状和全身症状，比如，咽喉部不适症状有无进展，全身发热、畏寒等症状有无消退等，防止病情恶化或反复发作，必要时应及时就医。

六、预防

减少与咽炎患者的密切接触，避免分享食物、饮料或餐具。养成良好的卫生习惯，饭前、外出后洗手，避免细菌或病毒感染。了解自己的过敏原，避免摄入易引起过敏的食物。保持生活环境清洁，尽量避免粉尘、污染、雾霾等环境。积极治疗可能诱发咽炎的上呼吸道炎症，如鼻炎、扁桃体炎等。